# 右归丸

难病奇方系列丛书（第四辑）

总主编　巩昌镇　马晓北

编　著　王景尚　巩昌镇

中国医药科技出版社

# 内 容 摘 要

《右归丸》为《难病奇方系列丛书》之一，设上、中、下三篇，分别从理论研究、临床应用、实验研究对右归丸予以阐述。包括右归丸的来源、组成用法、功效主治、古今医家的论述，右归丸在内科、骨科、妇科、男科、其他疾病证中的临床应用、病案举例以及右归丸的制剂研究、药理研究等。

该书内容丰富，实用性强，适用于中医临床工作者及中医药爱好者阅读参考。

**图书在版编目（CIP）数据**

右归丸/王景尚，巩昌镇编著. —北京：中国医药科技出版社，2013.1
（难病奇方系列丛书. 第4辑）
ISBN 978 - 7 - 5067 - 5758 - 4

Ⅰ.①右… Ⅱ.①王…②巩… Ⅲ.①右归丸 - 研究 Ⅳ. R286

中国版本图书馆 CIP 数据核字（2012）第 261018 号

**美术编辑** 陈君杞
**版式设计** 郭小平

出版　中国医药科技出版社
地址　北京市海淀区文慧园北路甲 22 号
邮编　100082
电话　发行：010-62227427　邮购：010-62236938
网址　www.cmstp.com
规格　958×650mm $\frac{1}{16}$
印张　8½
字数　146 千字
版次　2013 年 1 月第 1 版
印次　2023 年 9 月第 4 次印刷
印刷　北京市密东印刷有限公司
经销　全国各地新华书店
书号　ISBN 978-7-5067-5758-4
定价　**26.00 元**
本社图书如存在印装质量问题请与本社联系调换

董继鹏　韩　曼　韩淑花　储　芹
路玉滨　薛　媛

**分册编著**

| | | |
|---|---|---|
| 酸枣仁汤 | 杜　辉 | 刘　伟 |
| 普济消毒饮 | 周庆兵 | 巩昌靖 |
| 三仁汤 | 罗良涛 | 刘　伟 |
| 当归四逆汤 | 韩　曼 | 巩昌靖 |
| 真武汤 | 林伟刚 | 巩昌镇 |
| 知柏地黄丸 | 李　楠 | 刘　伟 |
| 青蒿鳖甲汤 | 周劲草 | 姜　文 |
| 增液汤 | 王玉贤 | 巩昌靖 |
| 香砂六君子汤 | 黄　凤 | 刘　伟 |
| 镇肝熄风汤 | 唐　杰 | 姜　文 |
| 炙甘草汤 | 罗成贵 | 刘　伟 |
| 膈下逐瘀汤 | 王佳兴 | 刘　伟 |
| 生化汤 | 代媛媛 | 姜　文 |
| 甘露消毒丹 | 韩淑花 | 巩昌靖 |
| 四逆汤 | 高占华 | 巩昌靖 |
| 独活寄生汤 | 闫　妍 | 刘　伟 |
| 右归丸 | 王景尚 | 巩昌镇 |
| 当归芍药散 | 王建辉 | 张　硕 |
| 导赤散 | 王　福 | 巩昌靖 |

| | | |
|---|---|---|
| 身痛逐瘀汤 | 刘　灿 | 刘　伟 |
| 失笑散 | 陈冰俊 | 姜　文 |
| 半夏泻心汤 | 董继鹏 | 刘　伟 |
| 左归丸 | 王国为 | 巩昌镇 |
| 通窍活血汤 | 余志勇 | 姜　文 |
| 苓桂术甘汤 | 李宏红 | 刘　伟 |
| 一贯煎 | 何　萍 | 巩昌靖 |
| 平胃散 | 韦　云 | 巩昌靖 |
| 少腹逐瘀汤 | 王莹莹 | 杨　莉 |
| 小建中汤 | 刘晓谦 | 姜　文 |
| 麻杏石甘汤 | 张　晨 | 刘　伟 |
| 仙方活命饮 | 高　杰 | 赵玉雪 |

# 《难病奇方系列丛书》第四辑

# 前　言

　　《难病奇方系列丛书》新的一辑——第四辑又和大家见面了。

　　中医药是中华文明的一份宝贵遗产。在这份遗产中，中药方剂是一串串夺目璀璨的明珠，而那些百炼千锤、结构严谨、疗效可靠的经典名方则更是奇珍异宝。

　　几千年来，经典方剂跨越时代，帮助中华民族健康生息、祛病延寿。它们并未因时代的变迁而消失，也未因社会的发展而萎谢，更未因西医学的创新而被抛弃。恰恰相反，它们应时而进，历久弥新。一代一代的学者丰富了经典方剂的理论内涵，一代一代的医生扩展了经典方剂的应用外延，面对西医学的飞速发展，经典方剂依然表现出无限的生命力和宽广的适用性。

　　今天，经典方剂又跨越空间，走向世界，帮助全人类防病治病。在加拿大的中医诊所里，摆满了张仲景的《四逆汤》、《金匮肾气丸》，王清任的《血府逐瘀汤》、《少腹逐瘀汤》。走进英国的中医诊所，到处可见宋代《局方》的《四物汤》和《四君子汤》，张介宾的《左归丸》和《右归丸》。在美国的近两万家针灸和中医诊所里，各种各样的中医经典方剂，如《小柴胡汤》、《六味地黄丸》、《补中益气汤》和《逍遥散》等等，都是针灸师、中医师的囊中宝物。经典方剂已经成为世界各国中医临床医生的良师益友。他们学习应用这些方剂，疗效彰显，福至病家。

　　中医方剂的走向世界，也进一步使中医方剂的研究走进了西方的研究机构。中医中药的研究在澳大利亚悉尼大学的中澳中医研究中心已经展开。在英国剑桥大学中医中药实验室里，樊台平教授带领的团队对传统中医复方情有独钟。特别值得一提的是，在美国耶鲁大学医学院的实验室里，郑永齐教授的研究团队把黄芩汤应用到治疗肝癌、胰腺癌、直肠癌等疾病上。这个团队在临床前试验、一期临床试验、二期临床试验、三期临床试验方面步步推进，并对用黄芩汤与传统化疗药物结合以降低化疗药物的毒副作用和提高临床效果进行了周密的研究。这些研究证实了黄芩汤的经典应用，拓广了黄芩汤的现代应用范围，用西医学方法为这一经典方剂填补了一个丰富的注脚。他们十多年的精心临床研究结果广泛发表在美国《临床肿瘤学杂志》、《传统药物杂志》、《色谱学杂志》、《临床大肠癌杂志》、《国际化疗生物学杂志》、《抗癌研究杂志》、《转译医学杂志》、《生物医学进展》、《胰腺杂志》和英国《医学基因组学杂志》等主流医学杂志上。有关黄芩汤的大幅报道甚至出现在美国最主流的报纸《华尔街日报》上。

中国医药科技出版社出版的这套《难病奇方系列丛书》，爬罗剔抉，补苴罅漏，广泛收集了经典方剂的实验研究成果与临床应用经验，是名方奇方的集大成者。

丛书迄今已经出版了三辑，共收四十三个经典方剂。每一经典方剂自成一册，内容包括理论研究、临床应用、实验研究三部分。理论研究部分探讨药方的组成、用法、功效、适应证、应用范围、组方原理及特点、古今医家评述、方剂的现代理论研究。临床应用部分重点介绍现代科学研究者对该方的系统性临床观察以及大量临床医家的医案病例和经验总结。实验研究部分探讨方剂中的每一味中药的现代药理作用，并以此为基础研究该方治疗各系统疾病的作用机制。

沿着同一思路，《难病奇方系列丛书》第四辑继续挖掘先贤始创而在现代临床上仍被广泛使用的经典方剂，并汇有大量临床经验和最新研究成果，以飨中医临床医生、中医研究者、中医学生以及所有的中医爱好者。

美国中医学院儒医研究所

巩昌镇　博士

2012 年秋于美国

# 上篇 理论研究

# 中篇 临床应用

## 下篇　实验研究

# 上篇

## 理论研究

# 第一章

# 概　述

## 第一节　右归丸的来源与组成

（一）来源

右归丸来源于明·张景岳所著《景岳全书》，功效为温补肾阳，填精益髓，主治元阳不足，或先天禀衰，或劳伤过度，以致命门火衰，不能生土，而为脾胃虚寒，饮食少进，或呕恶膨胀，或翻胃噎膈，或怯寒畏冷，或脐腹多痛，或大便不实，泻痢频作，或小水自遗，虚淋寒疝，或寒侵溪谷而肢节痹痛，或寒在下焦而水邪浮肿。总之，真阳不足者，必神疲气怯，或心跳不宁，或四体不收，或眼见邪祟，或阳衰无子等症，俱速宜益火之源，以培右肾之元阳，而神气自强矣，此方主之。原方载于《景岳全书·卷五十一·新方八阵·补阵》。张景岳根据《内经》"阴阳互根"、"阴阳互济"的理论，提出了"善补阳者必于阴中求阳，则阳得阴助而生化无穷；善补阴者必于阳中求阴，则阴得阳升而泉源不竭"这一治疗肾阳虚或肾阴虚的基本法则。右归丸能补肾阳，使元阳（命火）得归其源，故名右归丸。

（二）组成及用法

组成：大怀熟地250g，山药（炒）120g，山茱萸（微炒）90g，枸杞（微炒）120g，鹿角胶（炒珠）120g，菟丝子（制）120g，杜仲（姜汤炒）120g，当归90g（便溏勿用），肉桂60g（可渐加至120g），制附子60g（可渐加至150~160g）。

用法：上为细末，先将熟地蒸烂杵膏，加炼蜜为丸，如弹子大。每服2~3丸，以滚白汤送下。

## 第二节　右归丸的功效与主治

### 一、方中药物的功效与主治

#### （一）熟地黄

[考证]　出自《本草图经》；《本草图经》：地黄，二月、八月采根，蒸三、二日令烂，暴干，谓之熟地黄，阴干者是生地黄。

[来源]　为双子叶植物药玄参科植物地黄或怀庆地黄的根茎，经加工蒸晒而成。

[性味归经]　甘，微温，入肝、心、肾经。①李杲：入手足少阴、厥阴经。②《本草从新》：入足三阴经。

[功效]　补血养阴，填精益髓。

[主治]

1. 血虚诸证　本品甘温质润，补阴益精以生血，为养血补虚之要药。常与当归、白芍、川芎同用，治疗血虚萎黄，眩晕，心悸，失眠及月经不调、崩中漏下等，如四物汤（《和剂局方》）；若心血虚心悸怔忡，可与远志、酸枣仁等安神药同用；若崩漏下血而致血虚血寒、少腹冷痛者，可与阿胶、艾叶等补血止血、温经散寒药同用，如胶艾汤（《金匮要略》）。

2. 肝肾阴虚诸证　本品质润入肾，善滋补肾阴，填精益髓，为补肾阴之要药。古人谓之"大补五脏真阴"，"大补真水"。常与山药、山茱萸等同用，治疗肝肾阴虚，腰膝酸软、遗精、盗汗、耳鸣、耳聋及消渴等，可补肝肾，益精髓，如六味地黄丸（《小儿药证直诀》）；亦可与知母、黄柏、龟甲等同用治疗阴虚骨蒸潮热，如大补阴丸（《丹溪心法》）。本品益精血、乌须发，常与何首乌、牛膝、菟丝子等配伍，治精血亏虚须发早白，如七宝美髯丹（《医方集解》）；本品补精益髓、强筋壮骨，也可配龟甲、锁阳、狗脊等，治疗肝肾不足，五迟五软，如虎潜丸（《医方集解》）。

此外，熟地黄炭能止血，可用于崩漏等血虚出血证。

[历代医家论述]

1. 《本草衍义》：地黄，经只言干、生二种，不言熟者，如血虚劳热，产后虚热，老人中虚燥热，须地黄者，若与生、干，常虑大寒，如此之类，故后世改用熟者。

2. 张元素：熟地黄补肾，血衰者须用之。又脐下痛，属肾经，非熟地黄不能除，乃通肾之药也。

3. 李杲：生地黄，治手足心热及心热，能益肾水而治血，脉洪实者宜此。若脉虚，则宜熟地黄。地黄假火力蒸，故能补肾中无气。

4.《本草纲目》：按王硕《易简方》云：男子多阴虚，宜用熟地黄，女子多血热，宜用生地黄。又云，生地黄能生精血，天门冬引入所生之处，熟地黄能补精血，用麦门冬引入所补之处。虞抟《医学正传》云：生地黄生血，而胃气弱者服之恐妨食。熟地黄补血，而痰饮多者服之恐泥膈。或云，生地黄酒炒则不妨胃，熟地黄姜汁炒则不泥膈，此皆得用地黄之精微者也。

5.《本草汇言》：熟地稍温，其功更溥。久病阴伤，新产血败，在所必需者也。但二地之性，凉而泥膈，凡产后恶食作泻，员见发热、恶露作庙，不可用，误用则泄不止。凡阴虚赅嗽，内热骨蒸，或吐血等候，一见脾胃薄弱，大便不实，或天明溏泄，产后泄泻，产后不食，多病不食，俱禁用地黄。凡胸膈多痰，气道不利，升降窒塞，药宜通而不宜滞，汤丸中亦禁入地黄。设有气证当用而不可无者，则以桂心少佐可也。痰证当用而不可少者，则以姜汁拌炒可也。

6.《本草正》：熟地黄性平，气味纯静，故能补五脏之真阴，而又于多血之脏为最要，得非脾胃经药耶？且夫人之所以有生者，气与血耳。气主阳而动，血主阴而静，补气以人参为主，而芪、术但可为之佐；补血以熟地为主，而芎、归但可为之佐。然在芪、术、芎、归，则又有所当避，而人参、熟地，则气血之必不可无，故凡诸经之阳气虚者，非人参不可，诸经之明血虚者，非熟地不可。凡诸真阴亏损者，有力发热，为头疼，为焦渴，为喉痹，为嗽痰，为喘气，或脾肾寒逆为呕吐，或虚火载血于口鼻，或水泛于皮肤，或阴虚而泄利，或阳浮而狂躁，或阴脱而仆地，阴虚而神散者，非熟地之守不足以聚之；阴虚而火升者，非熟地之重不足以降之；阴虚而躁动者，非熟地之静不足以镇之；阴虚而刚急者，非熟地之甘不足以缓之；阴虚而水邪泛滥者，舍熟地何以自制；阴虚而真气散失者，舍熟地何以归源；阴虚而精血俱损，脂膏残薄者，舍熟地何以厚肠胃，且犹有最玄最妙者，则熟地兼散剂方能发汗，何也以汗化于血，而无阴不作汗也。熟地兼温剂始能回阳，何也以阻生于下，而无复不成乾也，然而阳性速，故人参少用，亦可成功，阴性缓，熟地非多，难以奏效。而个人有畏其滞腻者，则崔氏何以用肾气丸而治痰浮；有畏其滑泽者，则仲景何以用八味丸而医肾泄。又若制用之法，有用姜汁拌炒者，则必有中寒兼呕而后可；有用砂仁制者，则必有胀满不行而后可；有用酒拌炒者，则必有经络壅滞而后可，使无此数者，而必欲强用制法，是不知用熟地者正欲用其静重之妙，而反为散动以乱其性，何异画蛇而添足，今之人即欲用之补阴而必兼以渗利，则焉知补阴不利水，利水不补阴，而补之法不宜渗；即有用之补血而复疑其滞腻，则焉知血虚如燥土，旱极望云霓，而枯竭之肠极喜滋（润），设不明此，则少用之尚欲兼之以利，又孰敢单用之而任之以多；单用而多且不敢，又孰敢再助以甘而尽其所长，是又何异因噎而废食也！

7.《药品化义》：熟地，藉酒蒸熟，味苦化甘，性凉变温，专入肝脏补血。因肝苦急，用甘缓之，兼主温胆，能益心血，更补肾水。凡内伤不足，苦志劳神，忧患伤血，纵欲耗精，调经胎产，皆宜用此。安五脏，和血脉，润肌肤，养心神，宁魂魄，滋补真阴，封填骨髓，为圣药也，取其气味浓厚，为浊中浊品，以补肝肾，故凡生熟地黄、天冬、麦冬、炙龟板、当归身、山茱萸、枸杞、牛膝皆黏腻儒润之剂，用滋阴血，所谓阴不足者，补之以味也。

8.《本经逢原》：熟地黄，假火力蒸晒，转苦为甘，为阴中之阳，故能补肾中元气。必须蒸晒多次，若但煮熟，不加蒸、曝，虽服奚益。脐下痛，属肾脏精伤；胫股酸，系下元不足；目疏疏如无所见，乃水亏不能鉴物，皆肾所主之病，非熟地黄不除。

9.《本草求真》：景岳尚论熟地，最为明确，独中所论脾肾寒逆为呕，可用地黄以治，是亦千虑之一失耳，夫既脾肾虚寒，则脾与肾已受寒累，正宜用以辛热，以为扫除，如太阳既至，坚冰自解，乃复坠以霜雪，投以阴剂，不更使寒滋甚乎。虽曰熟地性温，寒从温散，然寒至上逆为呕，则寒已甚，岂有熟地之温，而可令寒外散平。但或阳盛阴微，阳藉阴化，偶有感冒，用此杂于温散之中，或有见效；若真纯阴无火，厥气。上逆则呕，则此又为深忌。

10.《本草经读》：张景岳以百病之主俱从肾治，误以《神农本草经》上品服食之地黄，认为治病之药，滋润胶黏，反引邪气敛藏于少阴而无出路。

11.《本草正义》：地黄，为补中补而良剂，古恒用其生而干者，故曰干地黄，即今之所谓原生地也。然《本经》独于此味用一干字，而又曰生者尤良，则指鲜者言之，可知干地、鲜地，六朝以前，本已分为两类，但辨别主治，犹未甚严，至《名医别录》，则更出生地黄一条，显与干地黄区别，其主治则干者补血益阴，鲜者凉血清火，功力治疗，不复相混。然究属寒凉之品，惟虚而有热者为宜，若真阴不充，而无热证，则用于地，犹嫌阴柔性质，不利于虚弱之脾胃。于是唐、宋以来，有制为熟地黄之法，以砂仁和酒拌之，蒸晒多次，至中心纯黑，极熟为度，则借太阳之真阳，以变化其阴柔性质，脾中虚者服之，不患其凝滞难化，所以熟地黄且有微温之称，乃能补益真阴，并不虞其寒凉滑泄，是以清心胃之火者，一变而为滋养肝、脾、肾之血，性情功效，已非昔比，而质愈厚重，力愈充足，故能直达下焦，滋津液，益精血。凡津枯血少，脱汗失精，及大脱血后。产后血虚未复等证，大剂频投，其功甚伟。然黏腻浊滞，如大虚之体服之，亦碍运化，故必胃纳尚佳，形神未萎者，方能任受，不然则窒滞中州，必致胀闷，虽有砂仁拌蒸，亦属无济，则中气大弱，运动无权之弊也。熟地之补阴补血，功效固不可诬，然亦惟病后元虚，及真阴素薄者，可以为服食补养之用。

12.《珍珠囊》：大补血虚不足，通血脉，益气力。

13. 王好古：主坐而欲起，目无所见。

14.《本草纲目》：填骨髓，长肌肉，生精血，补五脏、内伤不足，通血脉，利耳目，黑须发，男子五劳七伤，女子伤中胞漏，经候不调，胎产百病。

15.《本草从新》：滋肾水，封填骨髓，利血脉，补益真阴，聪耳明目，黑发乌须。又能补脾阴，止久泻。治劳伤风痹，阴亏发热，干咳痰嗽，气短喘促，胃中空虚觉馁，痘证心虚无脓，病后胫股酸痛，产后脐腹急疼，感证阴亏，无汗便闭，诸种动血，一切肝肾阴亏，虚损百病，为壮水之主药。

### （二）山药

[考证] 始载于《神农本草经》。

[来源] 为薯蓣科多年生缠绕草本植物薯蓣的块茎。

[性味归经] 甘，平。入脾、肺、肾经。

[功效] 补脾养胃，生津益肺，补肾涩精。

[主治]

1. 脾虚证 本品性味甘平，能补脾益气，滋阴养脾。多用于脾气虚弱或气阴两虚，消瘦乏力，食少，便溏；或脾虚不运，湿浊下注之妇女带下。唯其亦食亦药，"气轻性缓，非堪专任"，对气虚重症，常嫌力量不足。如治脾虚食少便溏之参苓白术散（《和剂局方》），治带下的完带汤（《傅青主女科》），本品皆用作人参、白术等药的辅助药。因其含有较多的营养成分，又容易消化，可作为食品长期服用，对慢性久病或病后虚弱羸瘦，需要营养调补而脾运不佳者，则是佳品。

2. **肺虚证**　本品又能补肺气，兼能滋肺阴。其补肺之力虽然较和缓，但对肺脾气阴俱虚者，补土亦有助于生金。治肺虚咳喘，可与脾肺双补之太子参、南沙参等品同用，共奏补肺定喘之效。

3. **肾虚证**　本品还能补肾气，兼能滋养肾阴，对肾脾俱虚者，其补后天亦有助于充养先天。适用于肾气虚之腰膝酸软，夜尿频多或遗尿，滑精早泄，女子带下清稀及肾阴虚之形体消瘦，腰膝酸软，遗精等症。历代不少补肾名方，如肾气丸（《金匮要略》）、六味地黄丸（《小儿药证直决》）中均有本品。

4. **消渴气阴两虚证**　消渴一证，与肺脾肾有关，气阴两虚为其主要病机。本品既补肺脾肾之气，有补肺脾肾之阴，常与黄芪、天花粉、知母等品同用，如玉液汤（《医学衷中参西录》）。

[历代医家论述]

1. 李杲：仲景八味丸用干山药，以其凉而能补也。亦治皮肤干燥，以此物润之。

2. 《医经溯洄集》：干山药，虽独入手太阴经，然其功亦能强阴，且手太阴为足少阴之上原，原既有滋，流岂无益。

3. 《本草正》：山药，能健脾补虚，滋精固肾，治诸虚百损，疗五劳七伤。第其气轻性缓，非堪专任，故补脾肺必主参、术，补肾水必君萸、地，涩带浊须破故同研，固遗泄伏菟丝相济。诸丸固本丸药，亦宜捣末为糊。总之性味柔弱，但可用力佐使。

4. 《药品化义》：山药，温补而不骤，微香而不燥，循循有调肺之功，治肺虚久嗽，何其稳当。因其味甘气香，用之助脾，治脾虚腹泻，怠惰嗜卧，四肢困倦。又取其甘则补阳，以能补中益气，温养肌肉，为肺脾二脏要药。土旺生金，金盛生水，功用相仍，故六味丸中用之治肾虚腰痛，滑精梦遗，虚怯阳痿。但性缓力微，剂宜倍用。

5. 《本草求真》：山药，本属食物，古人用入汤剂，谓其补脾益气除热。然气虽温而却平，为补脾肺之阴，是以能润皮毛、长肌肉，不似黄芪性温能补肺阳，白术苦燥能补脾阳也。且其性涩，能治遗精不禁，味甘兼咸，又能益肾强阴，故六味地黄丸用此以佐地黄。然性虽阴而滞不甚，故能渗湿以止泄泻。生捣敷痈疮，消肿硬，亦是补阴退热之意。至云补阳消肿，补气除滞，理虽可通，语涉牵混，似非正说。至入汤剂以治火虚危症，难图近功，必多用之方愈，以其秉性和缓故耳。入滋阴药中宜生用，入补脾宜炒黄用。

6. 《本草经读》：山药，能补肾填精，精足则阴强、目明、耳聪。

凡上品俱是寻常服食之物，非治病之药，故神农另提出久服二字，可见今人每取上品之药，如此物及人参、熟地、葳蕤、阿胶、菟丝子、沙苑蒺藜之类，合为一方，以治大病，误人无算。盖病不速去，元气日伤，伤极则死。凡上品之药，法宜久服，多则终身，少则数年，与五谷之养人相佐，以臻寿考。若大病而需用此药，如五谷为养脾第一品，脾虚之人，强令食谷，即可毕补脾之能事，有是理乎！

7.《本经疏证》：薯蓣，主伤中补虚羸，即补中益气力也。而《本经》复言之何故，此盖当连下句读，主伤中、补虚羸，除寒热邪气云者，犹云补伤中而致之虚羸，除伤中而受之寒热邪气也。夫虚必有一处为先，他处乃连类及之者。邪之所凑，虽云其气必虚，然亦有阴阳之分，五藏六府之异；薯蓣所主之虚之邪，须审定其由伤中伤气，方得无误。不然伤血及他伤亦能致虚羸、成寒热，又何别焉。《别录》所主补虚劳羸瘦，充五脏，除烦热，正与《本经》相印，惟下气、止腰痛、强阴三项为特出。至于头面游风、头风、眼眩，唐以来医家不甚用此味，故无从参其底里，然质之仲景治风气百疾，《本经》除寒热邪气，亦可默会其旨矣。

8. 其他：《唐本草》：薯蓣，日干捣细筛为粉，食之大美，且愈疾而补。此有两种：一者白而且佳；一者青黑，味亦不美。蜀道者尤良。《本草图经》：薯蓣，今处处有之，以北都、四明者为佳。南中有一种生山中，根细如指，极紧实，刮磨入汤煮之，作块不散，味更珍美，云食之尤益人，过于家园种者。又江、湖、闽中出一种根如姜芋之类而皮紫，极有大者，一拔可重斤余，刮去皮，煎煮食之，俱美，但性冷于北地者耳。《植物名实图考》：狂风藤，江西赣南山中有之。赭根绿茎，蔓生柔苒。参差生叶，长柄细韧，似山药叶而长，仅有直纹数道。土人以治风疾。章炳麟：薯蓣一味，开血痹特有神效，血痹虚劳方中风气诸不足，用薯蓣丸。今云南人患脚气者，以生薯蓣切片，散布胫上，以布缠之，约一时许，胫上热痒即愈。《本经》：主伤中，补虚，除寒热邪气，补中益气力，长肌肉，久服耳目聪明。《别录》：主头面游风，风头（一作"头风"）眼眩，下气，止腰痛，治虚劳羸瘦，充五脏，除烦热，强阴。《药性论》：补五劳七伤，去冷风，止腰痛，镇心神，补心气不足，患人体虚羸，加而用之。《食疗本草》：治头疼，助阴力。《日华子本草》：助五脏，强筋骨，长志安神，主泄精健忘。朱震亨：生捣贴肿硬毒，能消散。《伤寒蕴要》：补不足，清虚热。《本草纲目》：益肾气，健脾胃，止泄痢，化痰涎，润皮毛。

（三）山茱萸

［考证］山茱萸始载于东汉《神农本草经》，列为中品。

［来源］本品为山茱萸科植物山茱萸的干燥成熟果肉。

［性味归经］酸，涩，微温。归肝、肾经。

［功效］补益肝肾，涩精固脱。

［主治］用于眩晕耳鸣，腰膝酸痛，阳痿遗精，遗尿尿频，崩漏带下，大汗虚脱，内热消渴。

1. 用于肝肾不足，头晕目眩，耳鸣，腰酸。与熟地黄、枸杞子、菟丝子、杜仲等配伍。

2. 用于遗精，遗尿，小便频数，及虚汗不止。对肾阳不足引起的遗精、尿频均可应用，常配合熟地黄、菟丝子、沙苑蒺藜、补骨脂等同用；对于虚汗不止，本品又有敛汗作用，可与龙骨、牡蛎等同用。

此外，本品又能固经止血，可用治妇女体虚、月经过多等症，可与熟地、当归、白芍等配伍应用。

［历代医家论述］

1.《渑水燕谈录》：山茱萸能补骨髓者，取其核温涩能秘精气，精气不泄，乃所以补骨髓。今人剥取肉用而弃其核，大非古人之意，如此皆近穿凿，若用《本草》中主疗，只当依本说。或别有主疗，改用根茎者，自从别方。

2.《本经》：止小便利，以其味酸，观八味丸用为主药，其性味可知矣。

3.《医学入门》：山茱萸本涩剂也，何以能通发邪？盖诸病皆系下部虚寒，用之补养肝肾，以益其源，则五脏安利，闭者通而利者止，非若他药轻飘疏通之谓也。

4.《本草经疏》：山茱萸治心下邪气寒热，肠胃风邪、寒热头风、风去气来、鼻塞、面疱者，皆肝肾二经所主，二经虚热，故见前症。此药温能通行，辛能走散，酸能入肝，而敛虚热，风邪消散，则心下肠胃寒热自除，头目亦清利而鼻塞面疱悉愈也。逐寒湿痹者，借其辛温散结，行而能补也。气温而主补，味酸而主敛，故精气益而阴强也。精益则五脏自安，九窍自利。又肾与膀胱为表里，膀胱虚寒，则小便不禁，耳为肾之外窍，肾虚则耳聋；肝开窍于目，肝虚则邪热客之而目黄；二经受寒邪，则为疝瘕，二脏得补，则诸证无不瘳矣。

5.《药品化义》：山茱萸，滋阴益血，主治目昏耳鸣，口苦舌干，面青色脱，汗出振寒，为补肝助胆良品。夫心乃肝之子，心苦散乱而喜收敛，敛则宁静，静则清和，以此收其涣散，治心虚气弱，惊悸怔忡，即虚则补母之义也。肾乃肝之母，肾喜润恶燥，司藏精气，借此酸能收脱，敛水生津，治遗精、白浊、阳道不兴、小水无节、腰膝软弱、足酸疼，即子令母实之义也。

6. 《本草新编》：人有五更泄泻，用山茱萸二两为末，米饭为丸，临睡之时，一刻服尽，即用饭压之，戒饮酒行房，三日而泄泻自愈。盖五更泄泻，乃肾气之虚，山茱萸补肾水，而性又兼涩，一物二用而成功也。推之而精滑可止也，小便可缩也，三虫可杀也。或疑山茱萸性温，阴虚火动者，不宜多服。夫阴虚火动，非山茱萸又何以益阴生水，止其龙雷之虚火哉。凡火动起于水虚，补其水则火自降，温其水则火自安，倘不用山茱萸之益精温肾，而改用黄柏、知母泻水寒肾，吾恐水愈干而火愈燥，肾愈寒而火愈多，势必至下败其脾而上绝其肺，脾肺两坏，人有生气乎。故山茱萸正治阴虚火动之药，不可疑其性温而反助火也。

7. 《本经逢原》：山茱萸详能发汗，当是能敛汗之误。以其酸收，无发越之理。仲景八味丸用之，盖肾气受益，则封藏有度，肝阴得养，则疏泄无虞，乙癸同源也。

8. 《医学衷中参西录》：山茱萸，大能收敛元气，振作精神，固涩滑脱。收涩之中兼具条畅之性，故又通利九窍，流通血脉，治肝虚自汗，肝虚胁疼腰疼，肝虚内风萌动，且敛正气而不敛邪气，与其他酸敛之药不同，是以《本经》谓其逐寒湿痹也。其核与肉之性相反，用时务须将核去净。近阅医报有言核味涩，性亦主收敛，服之恒使小便不利，椎破尝之，果有涩味者，其说或可信。凡人元气之脱，皆脱在肝。故人虚极者，其肝风必先动，肝风动，即元气欲脱之兆也。又肝与胆，脏腑相依，胆为少阳，有病主寒热往来；肝为厥阴，虚极亦为寒热往来，为有寒热，故多出汗。萸肉既能敛汗，又善补肝，是以肝虚极而元气将脱者，服之最效。愚初试出此药之能力，以为一己之创见，及详观《神农本草经》山茱萸原主寒热，其所主之寒热，即肝经虚极之寒热往来也。《本经》：主心下邪气寒热，温中，逐寒湿痹，去三虫。《雷公炮炙论》：壮元气，秘精。《别录》：肠胃风邪，寒热疝瘕，头风，风气去来，鼻塞，目黄，耳聋，面疱，温中，下气，出汗，强阴，益精，安五脏，通九窍，止小便利，明目，强力。

9. 《药性论》：治脑骨痛，止月水不定，补肾气，兴阳道，添精髓，疗耳鸣，除面上疮，主能发汗，止老人尿不节。

10. 《日华子本草》：暖腰膝，助水脏，除一切风，逐一切气，破癥结，治酒皶。

11.《珍珠囊》：温肝。

12.《本草求原》：止久泻，心虚发热汗出。

（四）枸杞子

[考证] 始载于《神农本草经》。

[来源] 为茄科植物宁夏枸杞的果实。

[性味归经] 甘，平。归肝、肾、肺经。

[功效] 滋补肝肾，益精明目。

[主治]

肝肾阴虚及早衰证。本品能滋肝肾之阴，为平补肾精肝血之品。治疗经血不足所致的视力减退、内障目昏、头晕目眩、腰膝酸软、遗精滑泄、耳聋、牙齿松动、须发早白、失眠多梦以及肝肾阴虚、潮热盗汗、消渴等证的方中，都颇为常用。可单用。或与补肝肾、益精补血之品配伍。如《寿世保元》枸杞膏单用本品熬膏服；七宝美髯丹（《积善堂方》）以之与怀牛膝、菟丝子、何首乌等品同用。因其还能明目，故尤多用于肝肾阴虚或精亏血虚之两目肝肾、内障目昏，常与熟地、山茱萸、山药、菊花等品同用，如杞菊地黄丸（《医级》）。

[历代医家论述]

1.《本草纲目》：今考《本经》只云枸杞，不指是根、茎、叶、子。《别录》乃增根大寒、子微寒字，似以枸杞为苗。而甄氏《药性论》乃云枸杞甘平，子、叶皆同，似以枸杞为根。寇氏《衍义》又以枸杞为梗皮。皆是臆说。按陶弘景言枸杞根实为服食家用。西河女子服枸杞法，根、茎、叶、花、实俱采用。则《本经》所列气、主治，盖通根、苗、花、实而言，初无分别也，后世以枸杞子为滋补药，地骨皮为退热药，始分而二之。窃谓枸杞苗叶，味苦甘而气凉，根味甘淡气寒，子味甘气平，气味既殊，则功用当别，此后人发前人未到之处者也。《保寿堂方》载地仙丹云：此药性平，常服能除邪热，明目轻身。春采枸杞叶，名天精草；夏采花，名长生草；秋采子，名枸杞子；冬采根，名地骨皮；并阴干，用无灰酒浸一夜，晒露四十九昼夜，待干为末，炼蜜丸，如弹子大。每早晚备用一丸，细嚼，以隔夜百沸汤下。此药米九刺味甜者，其有刺者服之无益。

2.《本草经疏》：枸杞子，润而滋补，兼能退热，而专于补肾、润肺、生津、益气，为肝肾真阴不足、劳乏内热补益之要药。老人阴虚者十之七八，故服食家为益精明目之上品。昔人多谓其能生精益气，除阴虚内热明目者，盖热退则阴生，阴生则精血自长，肝开窍于目，黑水神光属肾，二脏之阴气增益，则目自明矣。枸杞虽为益阴除热之上药，若病脾胃薄弱，时时泄泻者勿入，须先治其脾胃，俟泄泻已止，乃可用之。即用，尚须同山药、莲肉、车前、茯苓相兼，则无润肠之患矣。

3.《本草汇言》：俗云枸杞善能治目，非治目也，能壮精益神，神满精足，故治目有效。又言治风，非治风也，能补血生营，血足风灭，故治风有验也。世俗但知补气必用参、芪，补血必用归、地，补阳必用桂、附，补阴必用知、柏，降火必用芩、连，散湿必用苍、朴，祛风必用羌、独、防风，殊不知枸杞能使气可充，血可补，阳可生，阴可长，火可降，风湿可去，有十全之妙用焉。

4.《本草通玄》：枸杞子，补肾益精，水旺则骨强，而消渴、目昏、腰疼膝痛无不愈矣。按枸杞平而不热，有补水制火之能，与地黄同功。

5.《本草正》：枸杞，味重而纯，故能补阴，阴中有阳，故能补气。所以滋阴而不致阴衰，助阳而能使阳旺。虽谚云离家千里，勿食枸杞，不过谓其助阳耳，似亦未必然也。此物微助阳而无动性，故用之以助熟地最妙。其功则明耳目，添精固髓，健骨强筋，善补劳伤，尤止消渴，真阴虚而脐腹疼痛不止者，多用神效。

6.《本草求真》：枸杞，甘寒性润。据书皆载祛风明目，强筋健骨，补精壮阳，然究因于肾水亏损，服此甘润，阴从阳长，水至风息，故能明目强筋，是明指为滋水之味，故书又载能治消渴。今人因见色赤，妄谓枸杞能补阳，其失远矣。岂有甘润气寒之品，而尚可言补阳耶？若以色赤为补阳，试以虚寒服此，不惟阳不能补，且更有滑脱泄泻之弊矣，可不慎欤。

7.《要药分剂》：枸杞子，按《本经》、《别录》并未分别子、皮、苗、叶，甄权、《大明》以后遂分之。但《本经》、《别录》虽总言枸杞之用，而就其所言细体会之，如《本经》言主五内邪气，热中消渴，周痹风湿；《别录》言下胸胁气、客热头痛；应指皮与苗叶言之，所谓寒能除热者是也。《本经》言久服坚筋骨，耐寒暑；《别录》言补内伤大劳嘘吸，强阴，利大小肠，应指子言之，所谓甘平能补者是也。《大明》等条分缕析，只是发挥以尽其用耳。

8.《重庆堂随笔》：枸杞子，《圣济》以一味治短气，余谓其专补以血，非他药所能及也。与元参、甘草同用名坎离丹，可以交通心肾。

（五）鹿角胶

［考证］始载于《神农本草经》。

[来源]　为鹿科动物梅花鹿或马鹿的角煎熬而成的胶块。

[性味归经]　甘，咸，温。归肝、肾经。

[功效]　补益精血，安胎止血。

[主治]　主肾虚，精血不足，虚劳羸瘦，头晕耳鸣，腰膝酸软，阳痿滑精，宫寒不孕，胎动不安，崩漏带下，吐血，衄血，咯血，尿备，阴疽疮疡。

[历代医家论述]

1.《本草经疏》：凡作劳之人，中气伤绝，四肢作痛，多汗或吐血下血，皆肝、心受病。白胶味甘气温，入二经而能补益中气，则绝伤和、四肢利。血自止、汗自敛也。折跌伤损，则血瘀而成病，甘温入血通行，又兼补益，故折跌伤损自愈。妇人血闭无子，及崩中淋露，胎痛不安，腰痛赢瘦者，皆血虚肝肾不足之候，温肝补肾益血，则诸证自退，而胎自得所养也。

2.《本草汇言》：鹿角胶，壮元阳，补血气，生精髓，暖筋骨之药也。前古主伤中劳绝，腰痛赢瘦，补血气精髓筋骨肠胃。虚者补之，损者培之，绝者续之，怯者强之，寒者暖之，此系血属之精，较草木无情，更增一筹之力矣。

3.《本经逢原》：鹿角，生用则散热行血，消肿辟邪，熬胶则益阳补肾，强精活血，总不出通督脉、补命门之用，但胶力稍缓，不能如茸之力峻耳。互参二条经旨，乃知茸有交通阳维之功，胶有缘合冲任之用。然非助桂以通其阳，不能除寒热惊痫；非龟、鹿二胶并用，不能达任脉而治赢瘦腰痛；非辅当归、地黄，不能引入冲脉而治妇人血闭胎漏。至若胶治伤中劳绝，即茸主漏下恶血也；胶之补中益气力，即茸之益气强志也。历考《别录》、《外台》、《千金》等方，散血解毒居多，非如近世专一温补为务，殊失一脉相传之义。

4.《本经》：主伤中劳绝，腰痛赢瘦，补中益气，妇人血闭无子，止痛安胎。

5.《别录》：疗吐血，下血，崩中不止，四肢酸疼，多汗，淋露，折跌伤损。

6.《药性论》：主男子肾藏气衰虚劳损，能安胎去冷，治漏下赤白，主吐血。

7.《医学入门》：主咳嗽，吐血，咯血，嗽血，尿血，下血。

8.《本草纲目》：治劳嗽，尿精，尿血，疮疡肿毒。

9.《玉楸药解》：温肝补肾，滋益精血。治阳屡精滑，跌打损伤。

10.《吉林中草药》：补脑，强心。治大脑水肿。

（六）菟丝子

[考证] 始载于《神农本草经》。

[来源] 为双子叶植物药旋花科植物菟丝子、南方菟丝子、金灯藤等的种子。

[性味归经] 辛，甘，平。归肾、肝、脾经。

[功效] 补肾益精，养肝明目，固胎止泄。

[主治]

1. 肾虚腰痛，阳痿遗精，尿频，宫冷不孕。本品辛以润燥，甘以补虚，为平补阴阳之品。功能补肾阳，益肾精以固精缩尿。如菟丝子、炒杜仲等分，合山药为丸，治腰痛（《百一选方》）；与枸杞子、覆盆子、车前子同用，治阳痿遗精，如五子衍宗丸（《丹溪心法》）；与桑螵蛸、肉苁蓉、鹿茸等同用，治小便过多或失禁，如菟丝子丸（《世医得效方》）；与茯苓、莲子同用，治遗精、白浊、尿有余沥，如茯苓丸（《和剂局方》）。

2. 肝肾不足，目昏不明。本品滋补肝肾、益精养血而明目，常与熟地黄、车前子同用，如驻景丸（《和剂局方》）；又《千金方》明目益精，长志倍力，久服长生耐老方，配远志、茯苓、人参、当归等。

3. 脾肾阳虚，便溏泄泻。本品能补肾益脾以止泻，如治脾虚便溏，与人参、白术、补骨脂为丸服（《方脉正宗》）；与枸杞子、山药、茯苓、莲子同用，治脾肾虚泄泻，如菟丝子丸（《沈氏尊生书》）。

4. 肾虚滑胎不安。本品能补肝肾安胎，常与续断、桑寄生、阿胶同用，治肾虚胎元不固、胎动不安、滑胎，如寿胎丸（《医学衷中参西录》）。

[历代医家论述]

1.《本草经疏》：五味之中，惟辛通四气，复兼四味，经曰肾苦燥，急食辛以润之，菟丝子之属是也，与辛香燥热之辛，迥平不同矣，学者不以辞害义可也。为补脾肾肝三经要药，主续绝伤、补不足、益气力、肥健者，三经俱实，则绝伤续而不足补矣。脾统血，合肌肉而主四肢，足阳明、太阴之气盛，则力长而肥健。补脾故养肌，益肝肾故强阴，坚筋骨，暖而能补肾中阳气，故主茎中寒精自出，溺有余沥，口苦燥渴者，脾肾虚而生内热，津液因之不足也，二脏得补，则二病自愈。寒血为积者，劳伤则血瘀，阳气乏绝则内寒，血随气行，气弱不能统血以行，久而为积矣。凡劳伤，皆脾肾肝三脏主之，肝脾气旺，则瘀血自行也。

2. 《本草汇言》：菟丝子，补肾养肝，温脾助胃之药也。但补而不峻，温而不燥，故入肾经，虚可以补，实可以利，寒可以温，热可以凉，湿可以燥，燥可以润。非若黄柏、知母，苦寒而不温，有泻肾经之气；非若肉桂、益智，辛热而不凉，有动肾经之燥；非若苁蓉、锁阳，甘咸而滞气，有生肾经之湿者比也。如《神农本草经》称为续绝伤，益气力，明目精，皆由补肾养肝，温理脾胃之征验也。

3. 《本草新编》：菟丝子，可以重用，亦可一味专用。遇心虚之人，日夜梦，精频泄者，用菟丝子三两，水十碗，煮汁三碗，分三服，早、午、晚各一服即止，且永不再遗。此乃心、肝、肾三经齐病，水火两虚所致。菟丝子正补心、肝、肾主圣药，况又不杂之别味，则力尤专，所以能直入三经以收全效也。他如夜梦不安、两目昏暗、双足乏力，皆可用之一二两，同人参、熟地、白术、山萸之类，用之多建奇功。

4. 《本经逢原》：菟丝子，祛风明目，肝肾气分也。其性味辛温质黏，与杜仲之壮筋暖腰膝无异。其功专于益精髓，坚筋骨，止遗泄，主茎寒精出，溺有余沥；去膝胫酸软，老人肝肾气虚，腰痛膝冷，合补骨脂、杜仲用之；诸筋膜皆属于肝也。气虚瞳子无神者，以麦门冬佐之，蜜丸服，效。凡阳强不痿，大便燥结、水赤涩者勿用，以其性偏助阳也。

5. 《本草正义》：菟丝为养阴通络上品。其味微辛，则阴中有阳，守而能走，与其他滋阴诸药之偏于腻滞者绝异。缪仲醇谓五味之中，辛通四气，经言辛以润之，菟丝子之属是也，与辛香燥热之辛，迥乎不同，所解极为剀切。《本经》续绝伤，补不足，益气力，肥健人，于滋补之中，皆有宣通百脉，温运阳和之意。汁去面皯，亦柔润肌肤之功用，久服则阴液足而目自明。

（七）杜仲

[考证] 始载于《神农本草经》。
[来源] 为杜仲科植物杜仲的树皮。
[性味归经] 甘，温。归肝、肾经。
[功效] 补肝肾，强筋骨，安胎。
[主治]

1. 肾虚腰痛及各种腰痛。以其补肝肾，强筋骨，肾虚腰痛尤宜。其他腰痛用之，均有扶正固本之效。常与胡桃肉、补骨脂同用，治肾虚腰痛或足膝痿弱，如青娥丸（《和剂局方》）；与独活、桑寄生、细辛等同用，治风湿腰痛冷重，如独活寄生汤（《千金方》）；与川芎、肉桂、丹参等同用,治外伤腰痛,如杜仲散(《圣惠方》);与当归、川芎、芍药等同用,治妇女经期腰痛;与鹿茸、山茱萸、菟丝子等同用。治肾虚阳痿,精冷不固,小便频数,如十补丸(《鲍氏验方》)。

2. 胎动不安,习惯性堕胎。常以本品补肝肾、固冲任以安胎,单用有效,亦可与桑寄生、续断、阿胶、菟丝子等同用。如《圣济总录》杜仲丸,单用本品为末,枣肉为丸,治胎动不安;《简便单方》以之与续断、山药同用,治习惯性堕胎。

[历代医家论述]

1. 《神农本草经》:主腰脊痛,补中益精气,坚筋骨,强志,除阴下痒湿,小便余沥。

2. 《名医别录》:主脚中酸痛,不欲践地。

3. 《药性论》:主肾冷及腰痛,腰病人虚而身强直,风也。腰不利加而用之。

4. 《日华子本草》:治肾劳,腰脊挛。入药炙用。

5. 王好古:润肝燥,补肝经风虚。

6. 《本草正》:止小水梦遗,暖子宫,安胎气。

7. 《玉楸药解》:益肝肾,养筋骨,去关节湿淫,治腰膝酸痛,腿足拘挛。

8. 《本草再新》:充筋力,强阳道。

9. 《本草纲目》:杜仲,古方只知滋肾,惟王好古言是肝经气分药,润肝燥,补肝虚,发昔人所未发也。盖肝主筋,肾主骨,肾充则骨强,肝充则筋健,屈伸利用,皆属于筋。杜仲色紫而润,味甘微辛,其气温平,甘温能补,微辛能润,故能入肝而补肾,子能令母实也。按庞元英《谈薮》:一少年得脚软病,且疼甚,医作脚气治不效。路钤孙琳诊之,用杜仲一味,寸断片折,每以一两,用半酒半水一大盏煎服,三日能行,又三日痊愈。琳曰,此乃肾虚,非脚气也,杜仲能治腰膝痛,以酒行之,则为效容易矣。

10. 李中梓:杜仲,虽温而不助火。

11. 《本草经疏》:杜仲,按《本经》所主腰脊痛,益精气,坚筋骨,脚中酸痛,不欲践地者,盖腰为肾之府,经曰,动摇不能,肾将惫矣。又肾藏精而主骨,肝藏血而主筋,二经虚,则腰脊痛而精气乏,筋骨软而脚不能践地也。《五脏苦欲补泻》云,肾苦燥,急食辛以润之,肝苦急,急食甘以缓之。杜仲辛甘具足,正能解肝肾之所苦,而补其不足者也。强志者,肾藏志,益肾故也。除阴下痒湿,小便余沥者,祛肾家之湿热也。益肾补肝,则精血自足,其主补中者,肝肾在下,脏中之阴也，阴足则中亦补矣。

12.《本草汇言》：方氏《直指》云：凡下焦之虚，非杜仲不补；下焦之湿，非杜仲不利；足胫之酸，非杜仲不去；腰膝之疼，非杜仲不除。然色紫而燥，质绵而韧，气温而补，补肝益肾，诚为要剂。如肝肾阳虚而有风湿病者，以盐酒浸炙，为效甚捷；如肝肾阴虚，而无风湿病，乃因精乏髓枯，血燥液干而成痿痹，成伛偻，以致俯仰屈伸不用者，又忌用之。

13.《药品化义》：杜仲，沉下入肾，盖肾欲坚，以苦坚之，用此坚肾气，强壮筋骨，主治腰脊酸疼，脚膝行痛，阴下湿痒，小便余沥。东垣云功效如神应，良不爽也。牛膝主下部血分，杜仲主下部气分，相须而用。

14.《本草求真》：杜仲，入肝而补肾，子能令母实也，且性辛温，能除阴痒，去囊湿，痿痹瘫软必需，脚气疼痛必用，胎滑梦遗切要。若使遗精有痛，用此益见精脱不已，以其气味辛温，能助肝肾旺气也。胎因气虚而血不固，用此益见血脱不止，以其气不上升，反引下降也。功与牛膝、地黄、续断相佐而成，但杜仲性补肝肾，直达下部筋骨气血，不似牛膝达下，走于经络血分之中，熟地滋补肝肾，竟入筋骨精髓之内，续断调补筋骨，在于曲节气血之间为异耳。独怪今世安胎，不审气有虚实，辄以杜仲、牛膝、续断等药，引血下行。在肾经虚寒者，固可用此温补以固胎元。若气陷不升，血随气脱而胎不固者，用此则气益陷不升，其血必致愈脱不已。

（八）当归

[考证] 始载于《神农本草经》。
[来源] 为伞形科植物当归的根。
[药性] 甘，辛，温。归肝、心、脾经。
[功效] 补血调经，活血止痛，润肠通便。
[应用]

1. 血虚诸证。本品甘温质润，长于补血，为补血之圣药。若气血两虚，常配黄芪、人参补气生血，如当归补血汤（《兰室秘藏》）、人参养荣汤（《温疫论》）；若血虚萎黄、心悸失眠，常与熟地黄、白芍、川芎配伍，如四物汤（《和剂局方》）。

2. 血虚血瘀之月经不调、经闭、痛经等。常以本品补血活血，调经止痛，常与补血调经药同用，如《和剂局方》四物汤，既为补血之要剂，亦为妇科调经的基础方；若兼气虚者，可配人参、黄芪；若兼气滞者，可配香附、延胡索；若兼血热者，可配黄芩、黄连，或牡丹皮、地骨皮；若血瘀经闭不通者，可配桃仁、红花；若血虚寒滞者，可配阿胶、艾叶等。

3. 虚寒性腹痛、跌打损伤、痈疽疮疡、风寒痹痛等。本品辛行温通，为活血行气之要药。本品补血活血、散寒止痛，配桂枝、芍药、生姜等同用，治疗血虚血瘀寒凝之腹痛，如当归生姜羊肉汤（《金匮要略》）、当归建中汤（《千金方》）；本品活血止痛，与乳香、没药、桃仁、红花等同用，治疗跌打损伤瘀血作痛，如复元活血汤（《医学发明》）、活络效灵丹（《医学衷中参西录》）；与金银花、赤芍、天花粉等解毒消痈药同用，以活血消肿止痛，治疗疮疡初起肿胀疼痛，如仙方活命饮（《妇人大全良方》）；与黄芪、人参、肉桂等同用，治疗痈疽溃后不敛，如十全大补汤（《和剂局方》）；亦可与金银花、玄参、甘草同用，治疗脱疽溃烂，阴血伤败，如四妙勇安汤（《验方新编》）；若风寒痹痛、肢体麻木，可活血、散寒、止痛，常与羌活、防风、黄芪等同用，如蠲痹汤（《百一选方》）。

4. 血虚肠燥便秘。本品补血以润肠通便，用治血虚肠燥便秘。常以本品与肉苁蓉、牛膝、升麻等同用，如济川煎（《景岳全书》）

[历代医家论述]

1. 《注解伤寒论》：脉者血之府，诸血皆属心，凡通脉者必先补心益血，故张仲景治手足厥寒，脉细欲绝者，用当归之苦温以助心血。

2. 《主治秘诀》：当归，其用有三：心经本药一也，和血二也，治诸病夜甚三也。治上、治外，须以酒浸，可以溃坚，凡血受病须用之。眼痛不可忍者，以黄连、当归根酒浸煎服。又云：血壅而不流则痛，当归身辛温以散之，使气血各有所归。

3. 李杲：当归，头，止血而上行；身，养血而中守；梢，破血而下流；全，活血而不走。

4. 《汤液本草》：当归，入手少阴，以其心主血也；入足太阴，以其脾裹血也；入足厥阴，以其肝藏血也。头能破血，身能养血，尾能行血，用者不分，不如不使。若全用，在参、芪皆能补血；在牵牛、大黄，皆能破血，佐使定分，用者当知。从桂、附、茱萸则热；从大黄、芒硝则寒。惟酒蒸当归，又治头痛，以其诸头痛皆属木，故以血药主之。

5. 《韩氏医通》：当归主血分之病，川产力刚可攻，秦产力柔宜补。凡用本病宜酒制，而痰独以姜汁浸透，导血归源之理，熟地黄亦然。血虚以人参、石脂为佐，血热配以生地黄、姜黄、条芩，不绝生化之源；血积配以大黄，妇人形肥，血化为痰，二味姜浸，佐以利水药。要之，血药不容舍当归，故古方四物汤以为君，芍药为臣，地黄分生熟为佐，川芎为使，可谓典要云。

6.《本草汇编》：当归治头痛，酒煮服，取其清浮而上也。治心痛，酒调末服，取其浊而半沉半浮也。治小便出血，用酒煎服，取其沉入下极也，自有高低之分如此。王海藏言，当归血药，如何治胸中咳逆上气，按当归其味辛散，乃血中气药也，况咳逆上气，有阴虚阳无所附者，故用血药补阴，则血和而气降矣。

7.《本草汇言》：诸病夜甚者，血病也，宜用之，诸病虚冷者，阳无所附也，宜用之。温疟寒热，不在皮肤外肌肉内，而洗在皮肤中，观夫皮肤之中，营气之所会也，温疟延久，营气中虚，寒热交争，汗出洗洗，用血药养营，则营和而与卫调矣，营卫和调，何温疟之不可止乎。

8.《本草正》：当归，其味甘而重，故专能补血，其气轻而辛，故又能行血，补中有动，行中有补，诚血中之气药，亦血中之圣药也。大约佐之以补则补，故能养营养血，补气生精，安五脏，强形体，益神志，凡有形虚损之病，无所不宜。佐之以攻则通，故能祛痛通便，利筋骨，治拘挛、瘫痪、燥、涩等证。营虚而表不解者，佐以柴、葛、麻、桂等剂，大能散表卫热，而表不敛者，佐以大黄之类，又能固表。惟其气辛而动，故欲其静者当避之，性滑善行，大便不固者当避之。凡阴中火盛者，当归能动血，亦非所宜，阴中阳虚者，当归能养血，乃不可少。若血滞而为痢者，正所当用，其要在动、滑两字；若妇人经期血滞，临产催生，及产后儿枕作痛，具当以此为君。

9.《本草正义》：归身主守，补固有功，归尾主通，逐瘀自验，而归头秉上行之性，便血溺血，崩中淋带等之阴随阳陷者，升之固宜，若吐血衄血之气火升浮者，助以温升，岂不为虎添翼？是止血二字之所当因症而施，固不可拘守其止之一字而误谓其无所不可也。且凡失血之症，气火冲激，扰动血络，而循行不守故道者，实居多数，当归之气味俱厚，行则有余，守则不足。

（九）附子

[考证] 始载于《神农本草经》。
[来源] 为毛茛科植物乌头。
[性味归经] 辛，甘，热，有毒。归心、脾、肾经。
[功效] 回阳救逆，补火助阳，散寒除湿止痛。

[主治]

1. 亡阳证。本品上能助心阳，中温脾阳，下补肾阳，为"回阳救逆第一品药"。常与干姜、甘草同用，治吐利汗出，发热恶寒，四肢拘急，手足厥冷，或大喊、大吐、大泻所致的亡阳证，如四逆汤（《伤寒论》）；本品能回阳救逆。人参能大补元气，二者同用，可治亡阳兼气脱者，如参附汤（《正体类要》）；若寒邪入里，直中三阴而见四肢厥冷，恶寒蜷卧，吐泻腹痛，脉沉迟无力或无脉者，可与干姜、肉桂、人参同用，如回阳救急汤（《伤寒六书》）。

2. 阳虚证。本品辛甘温煦，有峻补元阳，益火消阴之效，凡肾、脾、心诸脏阳气衰弱者均可应用。配肉桂、山茱萸、熟地黄等。可治肾阳不足，命门火衰所致阳痿滑精、宫冷不孕，腰膝冷痛，夜尿频多者，如右归丸（《景岳全书》）；配党参、白术、干姜等，可治脾肾阳虚、寒湿内盛所致脘腹冷痛、大便溏泻等，如附子理中汤（《和剂局方》）；与茯苓、白术等同用，可治脾肾阳虚，水气内停所致小便不利、肢体浮肿者，如真武汤（《伤寒论》）；若治心阳衰弱、心悸气短、胸痹心痛者，可与人参、桂枝同用；治阳虚外感风寒者，常与麻黄、细辛同用，如麻黄附子细辛汤（《伤寒论》）。

3. 寒痹证。本品气雄性悍，走而不守，能温经通络，逐经络中风寒湿邪，故有较强的散寒止痛作用。凡风寒湿痹周身骨节疼痛者均可用之，尤善治寒痹痛剧者，常与桂枝、白术、甘草同用，如甘草附子汤（《伤寒论》）。

[历代医家论述]

1. 《本草衍义》：乌头、乌喙、天雄、附子、侧子，凡五等，皆一物也，止以大小、长短、似象而名之。后世补虚寒，则须用附子，仍取其端平而圆大及半两以上者，其力全，不僭。风家即多用天雄，亦取其大者，以其尖角多热性，不肯就下，故取敷散也。此用乌头、附子之大略如此。余三等则量其材而用之。

2. 张元素：附子以白术为佐，乃除寒湿之圣药，湿药少加之引经。益火之原，以消阴翳，则便溺有节，乌、附是也。

3. 《汤液本草》：附子，入手少阳三焦、命门之剂，浮中沉，无所不至，味辛大热，为阳中之阳，故行而不止，非若干姜止而不行也。非身表凉而四肢厥者不可僭用，如用之者以其治逆也。

4. 朱震亨：气虚热甚者，宜少用附子以行参、芪，肥人多湿，亦宜少加乌、附行经。《衍义》论附子有五等，同为一物，以其形命名而为用，至哉言矣，然犹未明也。仲景八味丸以附子为少阴向导，其补自是地黄为主，后世因以附子为补药误矣。附子之性走而不守，但取其健悍走下之性，以行地黄之滞，可致远尔。

5.《伤寒蕴要》：附子，乃阴证要药，凡伤寒传变三阴及中寒夹阴，虽身大热而脉沉者必用之，或厥冷腹痛，脉沉细，甚则唇青囊缩者，急须用之，有退阴回阳之力，起死回生之功。近世阴证伤寒，往往疑似不敢用附子，直待阴极阳竭而用之已迟矣。且夹阴伤寒，内外皆阴，阳气顿衰，必须急用人参健脉以益其原，佐以附子，温经散寒，舍此不用，将何以救之。

6. 虞抟：附子禀雄壮之质，有斩关夺将之气，能引补气药行十二经，以追复散失之元阳；引补血药入血分，以滋养不足之真阴；引发散药开腠理，以驱逐在表之风寒；引温暖药达下焦，以祛除在里之冷湿。

7.《本草蒙筌》：天雄，其气亲上，补上焦阳虚；附子，其气亲下，补下焦阳虚；乌头，守而不移，居乎中者也；侧子，其气轻扬，宜其发四肢、充皮毛，为治风疹之神妙也；乌喙，其气锋锐，宜其通经络、利关节，寻蹊达径，而直抵病所也。

8.《本草纲目》：按《王氏究原方》云，附子性重滞，温脾逐寒；川乌头性轻疏，温脾去风；若是寒疾，即用附子；风疾即用川乌头。一云，凡人中风，不可先用风药及乌、附，若先用气药，后用乌、附乃宜也。又凡用乌、附药，并宜冷服者，热因寒用也。盖阴寒在下，虚阳上浮，治之以寒，则阴益甚而病增，治之以热，则拒格而不纳。热药冷饮，下咽之后，冷体既消，热性便发，而病气随愈，不违其情，而致大益，此反治之妙也。昔张仲景治寒疝内结，用蜜煎乌头；《近效方》治喉痹用蜜炙附子含之，咽汁；朱丹溪治疝气，用乌头、栀子，并热因寒用也。乌、附毒药，非危病不可用，而补药中少加引导甚捷。有人才服钱匕即发燥不堪，而昔人补剂用为常药，岂古今运气不同耶？荆府都昌王，体瘦而冷，无他病，日以附子煎汤饮，兼嚼硫黄，如此数岁。蕲州卫张百户，平生服鹿茸、附子药，至八十余，康健倍常。若此数人，皆其脏腑禀赋之偏，服之有益无害，不可以常理概论也。又《琐碎录》言滑台风土极寒，民啖附子如啖芋、栗，此则地气使然尔。

9.《本草正》：附子，因其善走诸经，故曰与酒同功，能除表里沉寒，厥逆寒噤，温中强阴，暖五脏，回阳气，格阳喉痹，阳虚二便不通及妇人经寒不调，小儿慢惊等证。大能引火归源，制伏虚热，善助参、芪成功，尤赞术、地建效，无论表证里证，但脉细无神，气虚无热者所当急用。

10.《本草汇言》：附子，回阳气，散阴寒，逐冷痰，通关节之猛药也。诸病真阳不足，虚火上升，咽喉不利，饮食不入，服寒药愈甚者，附子乃命门主药，能入其窟穴而招之，引火归源，则浮游之火自熄矣。凡属阳虚阴极之候，肺肾无热证者，服之有起死之殊功。

11.《本草经读》：附子，味辛气温，火性迅发，无所不到，故为回阳救逆第一品药。《本经》云，风寒咳逆邪气，是寒邪之逆于上焦也。寒湿踒躄，拘挛膝痛，不能行步，是寒邪着于下焦筋骨也。癥坚积聚血瘕，是寒气凝结，血滞于中也。考《大观本草》，咳逆邪气句下有温中金疮四字，以中寒得暖而温，血肉得暖而合也。大意上而心肺，下而肝肾，中而脾胃，以及血肉筋骨营卫，因寒湿而病者，无有不宜。即阳气不足，寒自内生，大汗、大泻、大喘、中风卒倒等症，亦必仗此大气大力之品，方可挽回，此《本经》言外意也。误药大汗不止为亡阳，仲景用四逆汤、真武汤等法以迎之。吐利厥冷为亡阳，仲景用通脉四逆汤、姜附汤以救之。且太阳之标阳，外呈而发热，附子能使之交于少阴而热已；少阴之神机病，附子能使自下而上而脉生，周行通达而厥愈。合苦甘之芍、草而补虚，合苦淡之苓、芍而温固。仲景用附子之温有二法：杂于苓、芍、甘草中，杂于地黄、泽泻中，如冬日可爱，补虚法也；佐以姜、桂之热，佐以麻、辛之雄，如夏日可畏，救阳法也。用附子之辛，亦有三法：桂枝附子汤、桂枝附子去桂加白术汤、甘草附子汤，辛燥以祛除风湿也；附子汤、芍药甘草附子汤，辛润以温补水脏也；若白通汤、通脉四逆汤加入尿猪胆汁，则取西方秋收之气，保复元阳，则有大封大固之妙矣。

12.《本草正义》：附子，本是辛温大热，其性善走，故为通行十二经纯阳之要药，外则达皮毛而除表寒，里则达下元而温痼冷，彻内彻外，凡三焦经络，诸脏诸腑，果有真寒，无不可治。但生者尤烈，如其群阴用事，汩没真阳，地加于天，仓猝暴症之肢冷肤清，脉微欲绝，或上吐下泻，澄澈不臭者，非生用不为功。而其他寒症之尚可缓缓图功者，则皆宜熟用较为驯良。惟此物善腐，市肆中皆是盐制之药，而又浸之水中，去净咸味，实则辛温气味，既一制于盐之咸，复再制于水之浸，久久炮制，真性几于尽失，故用明附片者，必以干姜、吴萸等相助为理，方有功用，独以钱许，其力甚缓。寿颐尝于临症之余，实地体验，附片二钱，尚不如桂枝三五分之易于桴应，盖真性久已淘汰，所存者寡矣。是以苟遇大症，非用至一二钱，不能有效，甚者必三五钱，非敢孟浪从事，实缘物理之真，自有非此不可之势。若用生附，或兼用乌头、草乌，终嫌毒气太烈，非敢操必胜之券矣。

13.《神农本草经》：主风寒咳逆邪气，温中，金疮，破癥坚积聚，血痕，寒湿，拘挛膝痛，不能行步。

14.《名医别录》：脚疼冷弱，腰脊风寒，心腹冷痛，霍乱转筋，下痢赤白，坚肌骨，强阴，又堕胎，为百药长。

15.《本草拾遗》：醋浸削如小指，纳耳中，去聋。去皮炮令坼，以蜜涂上炙之，令蜜入内，含之，勿咽其汁，主喉痹。

16.《医学启源》：《主治秘要》云，去脏腑沉寒，补助阳气不足，温热脾胃。

17. 李杲：除脏腑沉寒，三阴厥逆，湿淫腹痛，胃寒蛔动；治经闭；补虚散壅。

18. 王好古：治督脉为病，脊强而厥。

19.《本草纲目》：治三阴伤寒，阴毒寒疝，中寒中风，痰厥气厥，柔痓癫痫，小儿慢惊，风湿麻痹，肿满脚气，头风，肾厥头痛，暴泻脱阳，久痢脾泄，寒疟瘴气，久病呕哕，反胃噎膈，痈疽不敛，久漏冷疮。合葱涕，塞耳治聋。

20.《本草备要》：补肾命火，逐风寒湿。

21.《本草从新》：治痘疮灰白，一切沉寒痼冷之证。

## （十）肉桂

[考证] 始载于《神农本草经》。

[来源] 为樟科植物肉桂和大叶清化桂的干皮、枝皮。

[性味归经] 辛，甘，热。归肾、脾、心、肝经。

[功效] 补火助阳，引火归源，散寒止痛，温经通脉。

[主治]

1. 阳痿，宫冷。本品辛甘大热，能补火助阳，益阳消阴，作用温和持久，为治疗命门火衰之要药。常与附子、熟地黄、山茱萸等，用治肾阳不足，命门火衰的阳痿宫冷，腰膝冷痛，夜尿频多，滑精遗尿等，如肾气丸（《金匮要略》）、右归饮（《景岳全书》）。

2. 腹痛，寒疝。本品甘热助阳以补虚，辛热散寒以止痛，善去沉寒。治寒邪内侵或脾胃虚寒的胃脘冷痛，可单用研末，酒煎服；或与干姜、高良姜、荜茇等同用，如大已寒丸（《和剂局方》）；治寒疝腹痛，多与吴茱萸、小茴香等同用。

3. 腰痛，胸痹，阴疽，闭经，痛经。本品辛散温通，能行气血，运经脉，散寒止痛。常与独活、桑寄生、杜仲等同用，治风寒湿痹，尤以治寒痹腰痛为主，如独活寄生汤（《千金方》）；与干姜、附子、川椒等同用，可治胸阳不振，寒邪内侵的胸痹心痛，如桂附丸（《寿世保元》）；与鹿角胶、炮姜、麻黄等同用，可治阳虚寒凝，血瘀痰阻的阴疽，流注等，如阳和汤（《外科证治全生集》）；若与当归、川芎、小茴香等同用，可治冲任虚寒，寒凝血滞的闭经、痛经等证，如少腹逐瘀汤（《医林改错》）。

4. 虚阳上浮。本品大热如肝肾，能使因下元虚衰所致上浮之虚阳回归故里，名曰引火归源。用治元阳亏虚，虚阳上浮的面赤、虚喘、汗出、心悸、失眠、脉微弱者，常与山茱萸、五味子、人参、牡蛎等同用。

此外，久病体虚气血不足者，在补气益血方中加入少量肉桂，有鼓舞气血生长之效。

[历代医家论述]

1. 《本经》：主上气咳逆，结气喉痹吐吸，利关节，补中益气。

2. 《别录》：主心痛、胁风、胁痛，温筋，通脉，止烦、出汗。主温中，利肝肺气，心腹寒热、冷疾、霍乱转筋，头痛，腰痛，止唾，咳嗽，鼻衄；能堕胎，坚骨节，通血脉，理疏不足；宣导百药，无所畏。

3. 《药性论》：主治九种心痛，杀三虫；主破血，通利月闭；治软脚、痹、不仁，胞衣不下；除咳逆，结气、拥痹；止腹内冷气，痛不可忍；主下痢，鼻息肉。杀草木毒。

4. 《日华子本草》：治一切风气，补五劳七伤，通九窍，利关节，益精，明目，暖腰膝，破痃癖癥瘕，消瘀血，治风痹骨节挛缩，续筋骨，生肌肉。

5. 《珍珠囊》：去卫中风邪，秋冬下部腹痛。

6. 《医学启源》：补下焦不足，治沉寒痼冷及表虚自汗。《主治秘要》：渗泄，止渴。

7. 《用药心法》：散寒邪，治奔豚。

8. 王好古：补命门不足，益火消阴。

9. 《本草纲目》：治寒痹，风喑，阴盛失血，泻痢，惊痫；治阳虚失血，内托痈疽痘疮；能引血化汗化脓，解蛇蝮毒。

10. 《汤液本草》：诸桂数等，皆大小老壮之不同。……《本草》所言有小毒，亦从类化，与黄芩、黄连为使，小毒何施；与乌、附为使，止是全得热性；若与有毒者同用，则小毒既去，大毒转甚；与人参、麦门冬、甘草同用，能调中益气，则可久服。可知此药能护荣气而实卫气，则在足太阳经也，桂心入心，则在手少阴也。若指荣字立说，止是血药，故经言通血脉也。若与巴豆、硇砂、干漆、川山甲、水蛭、蛀虫如此有毒之类同用，则小毒化为大毒。其类化可知矣。

11. 朱震亨：桂心，入二三分于补阴药中，则能行血药凝滞而补肾，由味辛属肺而能生水行血，外肾偏肿痛者亦验。

12. 《药性类明》：桂，导引阳气，调和荣卫之气，只是辛热助气上行阳道。血为营，气为卫，营卫不相合谐，桂能导引阳气宣通血脉，使气血同行。《局方》十全大补汤用四君子与黄芪补气，四物汤补血，内加桂者，是要其调和营卫之气，使四君子、四物皆得以成补之之功也。

13. 《药性辨疑》：桂心，性最烈，不可多服，配二陈则行气之效大，配四物则行血之功速。

14. 《本草纲目》：肉桂下行，益火之原，此东垣所谓肾苦燥，急食辛以润之，开腠理，致津液，通其气者也。《圣惠方》言，桂心入心，引血化汗、化脓。盖手少阴君火，厥阴相火，与命门同气者也。《别录》云，桂通血脉是矣。曾世荣言，小儿惊风及泄泻，并宜用五苓散以泻丙火，渗土湿，内有桂能抑肝风而扶脾土。又《医余录》云，有人患赤眼肿痛，脾虚不能饮食，肝脉盛，脾脉弱，用凉药治肝则脾愈虚，用暖药治脾则肝愈盛，但于温平药中倍加肉桂，杀肝而益脾，故一治两得之。《传》云，木得桂而枯，是也。此皆与《别录》桂利肝肺气，牡桂治胁痛胁风之义相符，人所不知者，今为拈出。又桂性辛散，能通子宫而破血，故《别录》言其堕胎，庞安时乃云炒过则不损胎也。又丁香、官桂治痘疮灰塌，能温托化脓。

15. 《本草经疏》：桂枝、桂心、肉桂，夫五味辛甘发散为阳，四气热亦阳，味纯阳，故能散风寒；自内充外，故能实表；辛以散之，热以行之，甘以和之，故能入血行血，润肾燥。其主利肝肺气、头痛、出汗、止烦、止唾、咳嗽、鼻衄、理疏不足、表虚自汗、风痹骨节挛痛者，桂枝之所治也。以其病皆得之表虚不任风寒，寒邪客之所致，故悉中之，以其能实表祛邪也。其主心腹寒热冷疾、霍乱转筋、腰痛、堕胎、温中、坚筋骨、通血脉、宣导百药无所畏、又补下焦不足、治沉寒痼冷、渗泄、止渴、止荣卫中风寒、秋冬下部腹痛因于寒、补命门、益火消阴者，肉桂之所治也。气薄轻扬，上浮达表，故桂枝治邪客表分之为病。味厚甘辛大热，而下行走里，故肉桂、桂心治命门真火不足，阳虚寒动于中，及一切里虚阴寒，寒邪客里之为病。盖以肉桂、桂心甘辛而大热，所以益阳；甘入血分，辛能横走，热则通行，合斯三者，故善行血。

16. 《本草汇言》：肉桂，治沉寒痼冷之药也。凡元虚不足而亡阳厥逆，或心腹腰痛而吐呕泄泻，或心肾久虚而痼冷怯寒，或奔豚寒疝而攻冲欲死，或胃寒蛔出而心膈满胀，或气血冷凝而经脉阻遏，假此味厚甘辛大热，下行走里之物，壮命门之阳，植心肾之气，宣导百药，无所畏避，使阳长则阴自消，而前诸证自退矣。

17.《本草正》：桂，善平肝木之阴邪，而不知善助肝胆之阳气，惟其味甘，故最补脾土，凡肝邪克土而无火者，用此极妙。与参、附、地黄同用，最降虚火，及治下焦元阳亏乏；与当归、川芎同用，最治妇人产后血瘀儿枕痛，及小儿痘疹虚寒，作痒不起。

18.《本草汇》：肉桂，散寒邪而利气，下行而补肾，能导火归源以通其气，达子宫而破血堕胎，其性剽悍，能走能守之剂也。若客寒犯肾经，亦能冲达而和血气，脉迟在所必用。其逐瘀、治疝、消痈有功者，盖血虽阴类，用之者必借此阳和耳。

19.《玉楸药解》：肉桂，温暖条畅，大补血中温气。香甘入土，辛甘入木，辛香之气，善行滞结，是以最解肝脾之郁。凡经络埋瘀，脏腑癥结，关节闭塞，心腹疼痛等症，无非温气微弱，血分寒冱之故，以至上下脱泄，九窍不守，紫黑成块，腐败不鲜者，皆此症也。女子月期、产后，种种诸病，总不出此。悉用肉桂，余药不能。肉桂本系树皮，亦主走表，但重厚内行，所走者表中之里，究其力量所至，直达脏腑，与桂枝专走经络者不同。

20.《本草求真》：肉桂，气味甘辛，其色紫赤，有鼓舞血气之能，性体纯阳，有招导引诱之力。昔人云此体气轻扬，既能峻补命门，复能宣上达表，以通营卫，非若附子气味虽辛，复兼微苦，自上达下，止固真阳，而不兼入后天之用耳。故凡病患寒逆，既宜温中，及因气血不和，欲其鼓舞，则不必用附子，惟以峻补血气之内，加以肉桂，以为佐使，如十全大补、人参养荣之类用此，即是此意。

## 二、右归丸的功效与主治

【功效】温补肾阳，填精益髓。

【主治】元阳不足，或先天禀衰，或劳伤过度，以致命门火衰，不能生土，而为脾胃虚寒，饮食少进，或呕恶膨胀，或翻胃噎膈，或怯寒畏冷，或脐腹多痛，或大便不实，泻痢频作，或小水自遗，虚淋寒疝，或寒侵溪谷而肢节痹痛，或寒在下焦而水邪浮肿。总之，真阳不足者，必神疲气怯，或心跳不宁，或四体不收，或眼见邪祟，或阳衰无子等证，俱速宜益火之源，以培右肾之元阳，而神气自强矣。

本方系从《金匮要略》肾气丸加减衍化而来，所治之证属肾阳不足，命门火衰，或火不生土所致。故而应"益火之源，以培右肾之元阳"。方中除用桂、附外，还增入鹿角胶、菟丝子、杜仲，以加强温阳补肾之功；又加当归、枸杞子，配合熟地、山药、山茱萸以增益滋阴养血之效。其配伍滋阴养血药的意义，即《景岳全书》所说："善补阳者，必于阴中求阳"之意。诸药配伍，共具温阳益肾。填精补血，以收培补肾中元阳之效。

如阳衰气虚，必加人参以为之主，或二三两，或五六两，随人虚实，以为增减。盖人参之功，随阳药则入阳分，随阴药则入阴分，欲补命门之阳，非加人参不能捷效。如阳虚精滑，或带浊便溏，加补骨脂酒炒三两；如飧泄肾泄不止，加北五味子三两，肉豆蔻三两，面炒去油用；如饮食减少，或不易化，或呕恶吞酸，皆脾胃虚寒之证，加干姜三、四两，炒黄用；如腹痛不止，加吴茱萸二两，汤泡半日，炒用；如腰膝酸痛，加胡桃肉连皮四两；如阴虚阳痿，加巴戟肉四两，肉苁蓉三两，或加黄狗外肾一、二付，以酒煮烂捣入之。

## 第三节　右归丸的临床应用

1. 内科病证：右归丸内科应用比较广泛，可用于呼吸系统疾病、循环系统疾病、泌尿系统疾病、血液和造血系统疾病，内分泌系统疾病、以及其他内科疑难杂症等。以右归丸加减治疗激素依赖型哮喘、冠心病、病态窦房结综合征、甲状腺功能减低性心肌病、病毒性心肌炎、原发性低血压、狼疮性肾炎、慢性肾功能衰竭、化疗后白细胞减少症、甲状腺功能减退症、腺垂体功能减退症、米库利奇病、淀粉样变性、排尿性晕厥、五更泻、夜尿频多、冷凝集素综合征、肿瘤放疗或化疗后调养、盗汗等病证。

2. 骨科病证：用于髌骨软化症、骨折延迟愈合、腰椎间盘突出症、骨质疏松症以及由此引发的腰痛等。这些骨科疾病西医没有较为有效地疗法，可用中药施治，以补肾养骨生髓。

3. 妇科病证：用于月经病，如月经过少、闭经、崩漏、经行泄泻等；妇科杂病，如不孕症、多囊卵巢综合征、更年期综合征、幼稚子宫、阴道十涩综合征、同房遗尿、带下并瘘证等。妇女多阴盛阳虚之体，肾阳为诸阳之本，秉赋不足，或后天失养，致脾肾阳虚，经行多伤精血而致肝血亏虚。以右归丸温阳益肾，填精补血，以收培补肾中元阳之效。

4. 男科病证：可用于阳痿、遗精、睾丸冷痛、血精症、精浊症、无精少精症、雄激素缺乏综合征、阴缩症、前列腺增生引起的尿潴留、乳癖症等。男科疾病责在虚实两端，虚则以肾虚为主，其中肾阳虚者用右归丸效果甚佳。

另外尚可用于老年性瘙痒、牙痛等病症的治疗。

第二章

# 古今医家的论述

清·徐大椿：肾脏阳衰，火反发越于上，遂成上热下寒之证，故宜引火归源法。熟地补肾脏，萸肉涩精气，山药补脾，当归养血，杜仲强腰膝，菟丝补肾脏，鹿角胶温补精血以壮阳，枸杞子甘滋精髓以填肾也。附子、肉桂补火回阳，以引火归源，而虚阳无不敛藏于肾命，安有阳衰火发之患哉？此补肾回阳之剂，为阳虚火发之方。（《医略六书·杂病证治》）

清·徐镛：仲景肾气丸，意在水中补火，故于群队阴药中加桂、附。而景岳右归峻补真阳，方中惟肉桂、附子、熟地、山药、山茱与肾气丸同，而亦减去丹皮之辛，泽泻、茯苓之淡渗。枸杞、菟丝、鹿胶三味，与左归丸同；去龟胶、牛膝之阴柔，加杜仲、当归温润之品，补右肾之元阳，即以培脾胃之生气也。（《医学举要》）

《方剂学》：本方立法，"宜益火之源，以培右肾之元阳"。培补肾中元阳，必须"阴中求阳"，即在培补肾阳中配伍滋阴填精之品，方可具有培补元阳之效。方中桂、附加血肉有情的鹿角胶，均属温补肾阳，填精补髓之类；熟地黄、山茱萸、山药、菟丝子、枸杞、杜仲，俱为滋阴益肾，养肝补脾而设；更加当归补血养肝。诸药配伍，共具温阳益肾、填精补血，以收培补肾中元阳之效。

中篇

# 中篇

# 临床应用

# 第一章

## 内科病证

### 第一节 呼吸系统疾病

#### 一、激素依赖型哮喘

哮喘患者需要长期大剂量口服糖皮质激素来控制症状，停药或减量即可导致哮喘复发或加重，严重者甚至可导致死亡，此类哮喘被称为激素依赖型哮喘。激素依赖型哮喘属于难治性哮喘范畴，是临床医师面临的一大难题。属于中医"哮证"范畴。

**【临床应用】**

刘氏等运用右归丸加减合大剂量布地奈德吸入治疗激素依赖型哮喘30例，临床获得较好疗效。30例激素依赖型哮喘均为门诊和病房治疗的病例。其中男18例，女12例；平均年龄44.4±10.6岁；平均病程85.2±56.5月。治疗前平均激素用量39.42±27.10mg/d（折算为泼尼松计）。给药方法：右归丸加减方，水煎服，日1剂，2次分服；同时使用英福美（布地奈德气雾剂，200μg/喷），3喷/次，每天2次，并开始对口服激素减量，原使用注射激素者一律改为泼尼松口服，一般每周减量20%。右归丸加减方由熟附子、生熟地、菟丝子、补骨脂、淫羊藿叶、紫河车粉、地龙干、胆南星等药物组成。根据病情变化适当予以加减全身酸软无力加黄芪、党参；恶心呕吐加半夏、生姜；动则气促、自汗盗汗加人参、蛤蚧。病例随访以3个月为1个疗程，一般间隔2~4周观察记录病情1次。结果：30例中，临床控制2例（6.67%），显效16例（53.33%），好转10例（33.33%），无效2例（6.67%），总有效率93.33%。患者经过3个月的治疗后，60%撤除服激素，只需吸入布地奈德气雾剂800~1200μg/d，有1/3患者除吸入布地奈德气雾剂外，仍需口服泼尼松5~15mg/d，但较治疗前明显减少（$P<0.01$）。30例患者治疗前每天激素平均用量为39.42±27.10mg，治疗3个月后平均用量为11.10±6.10mg，二者比较$P<0.01$，差异非常显著。[1]

## 第二节　循环系统疾病

### 一、冠心病

冠心病，系指冠状动脉粥样硬化使血管腔变窄或阻塞，从而导致心肌缺血缺氧而引起的心脏病。以心前区憋闷疼痛，甚则痛彻肩背、咽喉、左上臂内侧等部位，呈发作性或持续不解为主要临床特征。疼痛剧烈不解者，常伴汗出肢冷，面色苍白，唇甲青紫，或心悸、气短。喘息不得卧，甚则猝死。根据临床特点，分原发性心脏骤停、心绞痛、心肌梗死、心力衰竭及心律失常等五种类型，其中心绞痛和心肌梗死是冠心病最典型的临床类型。中老年人是冠心病主要发病人群，受寒、饱食、情绪过激及剧烈运动等情况，常为冠心病急性发作的诱因。本病是严重的心脏病之一，常危及生命。但若及时诊断治疗，以及采取有效的预防措施，可减轻及减少发病，带病延年。冠心病属中医的"胸痹"、"胸痛"、"真心病"、"厥心痛'等范畴。心脾肾亏损，气血阴阳不足，是其内在病因；阴寒、痰浊、气滞、瘀血等病邪痹阻心脉，胸阳失展，心脉不通，不通则痛，是外在表现。所以，冠心病是本虚标实的病证。

【临床应用】

邝氏等以右归丸为主方治疗冠心病心绞痛 40 例，收到满意疗效。方法：治疗组：中药以右归丸：熟地黄、山药、山茱萸、枸杞子、菟丝子、杜仲、当归各 15g，鹿角胶、肉桂、制附子各 10g 为基础方。偏血瘀证加丹参、红花、桃仁等，偏痰浊壅塞加瓜蒌、薤白、半夏、陈皮等随症加减。每个疗程 15 日，每年至少 4 个疗程，劳累性心绞痛同时口服肠溶阿司匹林、美托洛尔、单硝酸异山梨酯，自发性心绞痛加服硝苯地平缓解释片。对照组：阿司匹林、美托洛尔、单硝酸异山梨酯，自发性心绞痛加服硝苯地平缓解释片。结果：用药 8 周后在心绞痛疗效方面，治疗组总有效率 38%，对照组总有效率 26%，两组对比 $P < 0.05$。在心电图方面治疗组方面 8 周后总有效率 32%，对照组总有效率 20%，两组对比 $P < 0.05$。[2]

【病案举例】

患者，男，67 岁，2002 年 5 月 4 日初诊。胸闷、胸痛 5 年。于 2000 年 4 月在本院诊断为冠心病，经治疗好转，但 2 年来仍发生心绞痛 6 次，平时间歇性早搏 10 次/分左右，重时可达 15～10 次/分，屡用活血化瘀及益气养阴方药效不佳。诊见：胸闷、胸痛，痛引肩背、心悸、怔忡，胸背畏寒，时有冷汗，面色暗不华，肢麻不温，口不渴，舌紫暗、苔滑润，脉沉细结。查体：血压130/90mmHg。心率70次/分，心律不齐，早搏/或心搏间歇18～22次/分。心电图示：冠状T波，Ⅱ度房室传导阻滞。西医诊断：心肌梗死（缺血型）。中医诊断：胸痹，证属心肾阳虚，精血不足，兼寒凝痰阻血瘀。治以温阳散寒、填精养血、化痰祛瘀，方用右归丸加减。处方：熟地黄30g，鹿角胶（烊化）20g，白芍15g，红花、制附子各6g，桃仁、炙甘草、当归、炮干姜各12g，桂枝、菟丝子各9g，麻黄5g，细辛3g，加米酒10ml同煎。每天1剂，水煎服。复诊：服2剂，胸闷、胸痛大减，胸背畏寒、肢麻好转，心悸、怔忡减轻，冷汗止。原方去制附子，加炙黄芪30g，枳实9g，白芍减为9g。续服5剂，诸症缓解，心搏间歇3次/分，继续调理。处方：熟地黄30g，鹿角胶（烊化）20g，香橼、桂枝、白芥子各9g，麻黄3g，黄芪、炙甘草各15g，加米酒10ml同煎。隔2天1剂，服用2月。患者诸症皆除，复查心电图正常，心律齐。随访1年无复发。

**按：**本例患者胸闷、胸痛，痛引肩背，心悸、怔忡，畏寒肢冷，时出冷汗，口不渴，苔滑润，为心阳不振、阳气闭阻证；面色紫暗，舌暗淡虽为血瘀之征，但此血瘀乃胸阳闭阻，血脉失于温通所致。治以理气活血、益气养阴，仅属治标，故难奏效。治本当温心阳、通胸痹，且患者年高病久，心阳赖肾阳相济，心肾同治，方可收佳效。方中桂、附、干姜加血肉有情的鹿角胶，均属温补肾阳，填精补髓之类；熟地黄、菟丝子、枸杞，俱为滋阴益肾，养肝补脾而设；更加桃仁、红花以祛瘀，麻黄、细辛散寒，诸药配伍，共具温阳散寒、填精养血、化痰祛瘀之功，后又随症加减，故得全效。[3]

## 二、病态窦房结综合征

病态窦房结综合征是由于窦房结或其周围组织器质性病变导致功能障碍，从而产生多种心律失常和多种症状的综合病症。主要特征为心动过缓。病态窦房结综合征是由于窦房结冲动形成障碍或窦房结至心房冲动传导障碍所致。当合并快速室上性心律失常反复发作时称为慢-快综合征。常表现为：头晕，昏厥，心悸，胸闷，乏力，四肢不温，舌质淡暗，苔白，脉缓或结。属中医的"惊悸"、"怔忡"、"昏厥"、"虚劳"等范畴。

【病案举例】

1. 患者，男，60岁，2004年12月10日初诊。患者8年前患心肌炎治愈。2年前出现间断性心悸、胸闷，伴胸痛，气短乏力，头晕目眩。近1月诸症加重，并发生2次晕厥。诊见：胸痛、胸闷，心悸不宁，头晕目眩，气短乏力，气喘而咳，动则尤甚，腰膝酸软，畏寒肢冷，甚或肢冷彻骨，触之四肢凉至肘膝，面色苍黄，形瘦憔悴，舌淡、苔白，脉沉结。查体：心率45次/分，心律不齐，二尖瓣区闻及Ⅲ级收缩期杂音，双肺可闻支气管哮鸣音。血压90/60mmHg。心电图检查示：窦房并房室传导阻滞，有窦性停搏。西医诊断：病态窦房结综合征。中医诊断：胸痹，证属心肾阳虚、胸阳不振。治以温补心肾，通阳化痰，方以右归丸加减。处方：熟地黄30g，鹿角胶（烊化）20g，肉桂、制附子（先煎）、红参（另炖）、枳实、半夏各10g，炙甘草、炮干姜各15g，麻黄6g，细辛3g，加黄酒50ml同煎。每天1剂，水煎服。复诊：服5剂，心率50次/分。守方又服12剂，心率56次/分，加大用药量：细辛6g，麻黄10～15g，肉桂20g，附子15～20g。续服月余，诸症明显好转，复查心电图示：窦性心律，心率62次/分。继续以此方间断调服，巩固疗效。1年后随访，复查心电图正常，无不适症状。

按：本例病态窦房结综合征症状复杂。患者症见胸闷、胸痛，心悸，眩晕，甚或晕厥，脉沉结，乃心阳不振；气喘而咳，属肺寒气闭；面色苍黄，气短乏力则属脾气不足；心阳虚衰，畏寒肢冷，甚或肢冷彻骨，冷至肘膝，腰膝酸软，均为肾阳虚证。综观心、肺、脾、肾诸症俱备。然肾为元阳之根，诸脏阳气皆籍肾阳温煦激发，肾阳不足是诸病之根本，欲通心阳先壮肾阳，故从肾阳论治，元阳振，胸阳通，阴寒痰瘀自解，此不失为治疗胸痹之良方。[3]

2. 王某，男，51岁。患者自感胸闷，心慌10年。加重时伴有晕厥，畏寒肢冷，腰疼1月，舌质淡红，苔薄白，脉沉迟。在当地油田职工医院做食道调搏，诊为"病态窦房结综合征"。曾服用阿托品效果不明显，并感腹胀，口干，不能耐受遂来我院诊治。心率42次/分，心电图示：窦性心律不齐，阿托品试验阳性。辨证为心肾阳虚，阴阳气不相顺接的"寒厥证"。如《灵枢·脉解》曰："肾虚也，少阴不致者厥也"。治以温补肾阳，宣通心阳，右归丸（汤）加减。制附子（先煎）9g，桂枝3g，肉桂6g，山药9g，杜仲9g，熟地黄25g，山萸肉9g，当归9g，鹿角胶（烊化）6g，党参9g，甘草3g，麻黄6g，细辛3g。每日1剂水煎服。服药半月后，心率逐渐增加，（增至60次左右）症状逐渐减轻继服用前方1月后复查，心电图正常。又服用半月后阿托品试验阴性。再服用心宝丸（2丸/次，3次/日）调理1月，半年后随访，无不适。

按：本证表现为肾阳不升，心阳不宣，清浊相干，气血逆乱的证候。虽然有时可出现快速的心律失常，其实仍然属于阳虚不能潜于阴，阴极格阳于外，阴阳失调，阴极似阳的一种假象，治以温补肾阳，宣通心阳，右归丸（汤）加减。因阳虚寒盛，故加麻黄、细辛。本方切合病机，故而收到满意效果。[36]

### 三、甲状腺功能减低性心肌病

甲状腺功能减低性心肌病是由于甲状腺功能减低而出现的心肌病。甲减时血清 $T_4$ 不足，心肌细胞间质黏蛋白沉积及心肌环化酶减少，使心肌细胞黏液性水肿，肌原纤维变性坏死导致心肌代谢减低。心脏收缩力减弱和心排血量降低，且可引起心脏扩大和心肌假性肥大。心脏扩大以左室为明显，也可右室扩大或双室扩大，易与其他心肌病混淆。临床表现多为心悸、气促、劳累后加重，血压低、心动过缓、心音低钝及心排血量较低，很少发生心绞痛、心力衰竭和肺水肿。一旦发生心力衰竭，由于心肌和心肌纤维延长，对洋地黄疗效不佳，易发生中毒。属中医的"心悸"、"胸痹"、"喘证"、"水肿"等范畴。主要病机是肾阳虚衰，命门火衰，不能温煦心阳，气化失司，开阖不利，以致水湿、痰浊、瘀血等阴邪滞留而出现全身的功能低下的现象。

【病案举例】

患者鲁某，男，60 岁，经常活动后胸闷、气促，面黄胖、虚浮，恶寒怕冷，神疲，夜尿数，舌质淡暗，体胖苔白，脉沉缓一年余，血压105/60mmHg。甲状腺功能测定 $T_3$、$T_4$、$FT_3$、$FT_4$ 均下降，TSH 升高，心电图显示窦性心动过缓，Ⅰ度房室传导阻滞，低电压。彩超提示：心肌肥厚，心脏扩大，血脂正常。平素甲状腺素片，40mg/次，2 次/日，效果不佳，特来中医诊治。治以温补心肾，右归丸（汤）加减。制附子（先煎）9g，肉桂 9g，山萸肉 9g，菟丝子 9g，山药 30g，鹿角胶（烊化）9g，熟地黄 15g，枸杞 9g，杜仲 9g，当归 9g，红花 9g，川芎9g，桃仁 9g，薤白 9g。每日 1 付分 2 次服用，用药半月后，气促神疲减轻，夜尿次数减少，继服 2 月后，以上症状好转，舌淡苔白脉沉，上方去红花、桃仁又服用 2 周后上述症状消失。后继续服用汤剂 3 月，改为肾气丸善后调理半年，甲状腺素片改为 20mg/日维持。患者甲状腺功能测定正常。1 年后随访，一般情况良好。

按：本例患者活动后胸闷、气促，面黄胖、虚浮，恶寒怕冷，神疲，夜尿数，舌质淡暗，体胖苔白，脉沉缓，为心肾阳虚之证。治以温补心肾，右归丸（汤）加减。方中桂、附加血肉有情的鹿角胶，均属温补肾阳，填精补髓之类；熟地黄、山茱萸、山药、菟丝子、枸杞、杜仲俱为滋阴益肾，养肝补脾而设；更加桃仁、红花，川芎以祛瘀，薤白以通阳寒，诸药配伍，共具温补肾阳、填精养血、通阳祛瘀之功，故得满意效果。[4]

## 四、病毒性心肌炎

病毒性心肌炎是因病毒侵犯心脏，引起心肌炎症性改变所导致的一种心脏疾病。以急性病毒性感染后出现或发病，同时出现心悸、胸闷、胸痛、气急等心脏症状，以及心电图异常改变为临床主要特征。本病可发生于任何年龄，但以青少年多见，男性多于女性，夏秋季为高发季节。发病6个月以内为急性期，6个月～1年为恢复期，1年以上为慢性期。心肌炎患者大多可痊愈，部分患者有一定程度的心脏异常改变的体征和心电图，但病情历久不变，多为心肌炎急性期后的心肌瘢痕所致，称为心肌炎后遗症。极少数患者在急性期因严重心律失常、急性心衰及心源性休克而死亡。心肌炎属中医的"心悸"、"胸痹"、"水肿"、"怔忡"、"虚劳"等范畴。

### 【病案举例】

患者，男，62岁，2003年3月9日初诊。患者3年前因感冒后出现心悸，经治疗症状缓解。2001年10月再次出现心悸、胸闷等症，心电图检查诊为心肌缺血。治疗后症状缓解，但经常发作。2002年9月又患感冒，胸闷、心悸等症加重，且发作频繁，检查心电图示：ST段升高，Ⅱ度房室传导阻滞。X线胸片示：心脏扩大，轻度肺水肿。病毒抗体滴度定性试验阳性。诊见：胸闷、心悸，时有心前区疼痛，咳喘气急，咳吐稀白痰液，面色暗淡，畏寒肢冷，腰膝酸软，遇寒或劳累则加重，口不渴，舌淡嫩、苔白滑，脉沉迟。查体：心率70次/分，早搏15次/分，三尖瓣区Ⅳ级收缩期杂音，肺野满布湿啰音。西医诊断：慢性病毒性心肌炎。中医诊断：胸痹，证属心肾阳虚，寒凝痰阻。治以温补心肾，祛寒化痰，方用右归丸加减。处方：熟地黄30g，鹿角胶（烊化）20g，炙麻黄6g，白芥子、干姜、酸枣仁、五味子各15g，生甘草、瓜蒌仁、肉桂、薤白、法半夏各10g，细辛3g，加米酒10ml同煎。每天1剂，水煎服。复诊：服3剂，咳痰减少，胸闷、心悸好转，未再出现胸痛。以本方化裁服30余剂，2003年5月6日诊：无不适症状。复查心电图示：窦性心律，心率78次/分，各波段正常。X线胸片示：肺水肿消失，心脏扩大有明显好转。随访半年未复发。

**按**：本例患慢性病毒性心肌炎，以胸闷、咳喘、心悸为主症，乃病在心肺，心阳不振，肺寒留饮证。然患病已久，反复发作，又见面色暗淡，腰膝酸软等，此为肾气不足，若纯用辛温法则徒耗心阳。故以熟地黄、鹿角胶固肾填精补血，补肾而壮阳，如张景岳所曰："善补阳者，必于阴中求阳，则阳得阴助，而生化无穷"；酸枣仁、五味子酸甘化阴养心；麻黄宣散通阳；干姜温中阳散寒；半夏、瓜蒌仁、细辛化痰；肉桂、薤白通心阳。诸药合用，补心肾、散寒邪、化痰饮、通胸痹，阴阳兼顾，扶正祛邪，故获良效。[3]

### 五、原发性低血压

原发生性低血压（亦称体质性低血压）为非同日 3 次测量血压低于收缩压 90mmHg，及/或舒张压 60mmHg，同时应排除器质性病变引起的继发性低血压和直立性低血压。多见于情绪不稳、体质瘦弱的老人、女性。因心肌缺血、心肌张力减弱、血管壁弹性降低所致。一般可无自觉症状，仅在体检时偶然发现，但也有体质性低血压的人，可出现精神疲倦，头晕乏力，心悸，心前区重压感等，类似神经官能症的表现，并且容易发生胃下垂、肾下垂、梅尼埃病等疾病，其原因为体质较差，心脏功能较弱，心搏出量少，故以收缩压降低为主，但一般不会低于80mmHg。原发性低血压相当于中医"眩晕"、"虚劳"证范畴，临床主要表现为头晕头痛，体倦乏力，心慌，气短懒言，记忆力减退，易患感冒，劳累后病情加重等。

**【病案举例】**

范某，女，26 岁。经常头晕，腰膝酸软，四肢无力，手足不温，稍微剧烈活动则感两眼发黑。其血压常波动在 85～80/60～55mmHg。舌质淡，脉沉无力，诊为原发性低血压，心肾阳虚，治以温补心肾之阳，方选右归丸（汤）加减。熟地黄 20g，山药 15g，山萸肉 9g，枸杞9g，菟丝子 9g，鹿角胶（烊化）9g，杜仲 12g，肉桂 3g，当归 9g，桂枝 9g，制附子（先煎）6g，党参 9g。每日 1 剂水煎服。连续服用两周，复诊时自诉头晕，两眼发黑症状减轻。守上方再服用 4 周后，头晕乏力症状渐消，自测血压多次均在 90/60mmHg 左右，面色已有光泽，脉沉有力。后改用保元汤，党参 9g，桂枝 3g，黄芪 15g，甘草 3g，善后调理两周。一年后随访，血压正常且无不良症状。[4]

## 第三节　消化系统疾病

### 一、便秘

便秘即指大便秘结不通，排便时间延长，或欲大便而艰涩不畅的一种病症。便秘可由肠道器质性疾病引起，但大多数属单纯性便秘。食物残渣不足、肠道应急减退、排便动力缺乏、肠腔闭塞，或神经、精神病变等均可导致便秘。

本病主要临床特征为大便排出困难，排便时间或/及排便间隔时间延长，粪质多于硬。其表现或粪质干硬，排出困难，排便时间、排便间隔时间延长，大便次数减少，常三五日、七八日，甚至更长时间解一次大便，每次解大便常需半小时或更长时间，常伴腹胀腹痛，头晕头胀，嗳气食少，心烦失眠等症；或粪质干燥坚硬，排出困难，排便时间延长，常由于排便努挣导致肛裂、出血，日久还可引起痔疮，而排便间隔时间可能正常；或粪质并不干硬，也有便意，但排便无力，排出不畅，常需努挣，排便时间延长，多伴有汗出、气短乏力、心悸头晕等症状。由于燥屎内结，可在左下腹扪及质地较硬的条索状包块，排便后消失。本病起病缓慢，多属慢性病变过程，多发于中老年和女性。

中医药对本病证有着丰富的治疗经验和良好的疗效。便秘的病因主要有外感寒热之邪，内伤饮食情志，病后体虚，阴阳气血不足等。本病病位在大肠，并与脾胃肺肝肾密切相关。形成便秘的基本病机是邪滞大肠，腑气闭塞不通或肠失温润，推动无力，导致大肠传导功能失常。辨证以寒热虚实为要点。其治疗当分虚实而治，原则是实证以祛邪为主，据热、冷、气秘之不同，分别施以泻热、温散、理气之法，辅以导滞之品；虚证以养正为先，依阴阳气血亏虚的不同，主用滋阴养血，益气温阳之法，酌用甘温润肠之药。大便干结，解便困难，可用下法，但注意应在辨证论治基础上辅以下法，并以润下为基础，个别证型虽可暂用攻下之药，也以缓下为宜，以大便软为度，不得一见便秘，便用大黄，芒硝、巴豆、牵牛子之属，以防愈下愈结。

【病案举例】

刘某某，女，70岁。1990年2月初诊。患原发性高血压已20年，平素有习惯性便秘，每次用番泻叶泻下后，便秘更甚，故求治于余。诊见：面色㿠白，四肢不温、喜热怕冷，腹中冷痛，大便3日未解，小便清长，舌淡苔白，脉沉。中医辨证属肾阳虚衰，阴寒凝滞下焦以致肠道传送无力而便秘。治宜温阳通便。处方：制附子10g，肉桂10g，山药25g，山茱萸10g，枸杞子10g，鹿角胶10g，菟丝子10g，杜仲10g，当归20g，熟地黄10g。进行脐疗（方法为：上药混合烘干研末装瓶密闭备用，每次用4～10g，将肚脐用温毛巾擦干，填入药粉，覆盖一软纸片，再加棉花，外用白胶布固封，4天一换，10天为1个疗程），用药2次显效，4个疗程后，诸症已愈。[5]

## 二、泄泻

泄泻是以大便次数增多，粪质稀薄，甚至泻出如水样为临床特征的一种脾胃肠病证。泄与泻在病情上有一定区别，粪出少而势缓，若漏泄之状者为泄；粪大出而势直无阻，若倾泻之状者为泻，然近代多泄、泻并称，统称为泄泻。

泄泻是一种常见的脾胃肠病证，一年四季均可发生，但以夏秋两季较为多见。中医药治疗本病有较好的疗效。本病病因有感受外邪，饮食所伤，情志失调，脾胃虚弱，命门火衰等等。这些病因导致脾虚湿盛，脾失健运，大小肠传化失常，升降失调，清浊不分，而成泄泻。病位在脾胃肠。辨证要点以辨寒热虚实、泻下物和缓急为主。治疗应以运脾祛湿为原则。急性泄泻重用祛湿，辅以健脾，再依寒湿、湿热的不同，分别采用温化寒湿与清化湿热之法。慢性泄泻以脾虚为主，当予运脾补虚，辅以祛湿，并根据不同证候，分别施以益气健脾升提，温肾健脾，抑肝扶脾之法，久泻不止者，尚宜固涩。同时还应注意急性泄泻不可骤用补涩，以免闭留邪气；慢性泄泻不可分利太过，以防耗其津气；清热不可过用苦寒，以免损伤脾阳；补虚不可纯用甘温，以免助湿。

本病可见于西医学中的多种疾病，如急慢性肠炎、肠结核、肠易激综合征、吸收不良综合征等，当这些疾病出现泄泻的表现时，均可参考本节辨证论治。

【病案举例】

1. 张某某，男，45岁。1989年10月2日初诊。泄泻6年，每日黎明前肠鸣后即泻，排泄物为水谷不化，腹部隐隐作痛，泻后则安，形寒肢冷，腰膝酸软，面色㿠白，纳差、舌淡、苔白，脉沉细。中医辨证属肾阳虚弱，脾失温煦，运化失常所致之五更泄泻。治宜温肾健脾，固涩止泻。处方：制附子10g，肉桂10g，山药25g，山茱萸10g，枸杞10g，鹿角胶10g，熟地黄10g，菟丝子10g，杜仲10g，当归6g，五味子10g。上药混合烘干研末装瓶密闭备用，每次用4～10g，将肚脐用温毛巾擦干，填入药粉，覆盖一软纸片，再加棉花，外用白胶布固封，4天一换，10天为1个疗程。用药3次后显效，2个疗程后，诸症尽除。[5]

2. 陈某，女，35岁，1996年10月3日初诊。诉大便日六七行，溏泻清稀，糟粕不化，进食油腻肥甘益甚，腹微痛，迁延年余，罔效。刻诊：素体羸瘦，面色苍白，精神倦怠，毛发枯黄，头晕目眩，纳食呆滞，舌淡胖苔白腻，脉细弱。证属中气虚衰，水谷不分，气血乏源所致。治拟健脾益气、渗湿止泻之法，方用补中益气汤合参苓白术散加减。连进 10 剂，大便日二三行，而溏泻依旧。缘何补益脾胃效而未愈？余细研病情，询得患者曾经流产 2 次，后月经先期量少似屋漏点滴不尽，经期需十多天始净，稍劳则腰膝酸软，且有形寒肢冷之象。此肾气亏虚、命门火衰之征。脾肾阳虚独投益气补中之品乌能收效？于是改投右归丸合理中丸加减：熟附子、炒白术各 10g，枸杞、茯苓、淮山药各 15g，泽泻 9g，肉桂、炮姜、炙甘草各 6g，山茱萸 12g。上方 5 剂后，大便不溏，成条状，眩晕减，精神转佳，药病相宜，效不更方。原方出入 15 剂，大便正常，神爽。后以右归丸和理中丸配合服用 1 个月，以巩固疗效。1 年后欣告久泻治愈，月事已康复如常。

**按：** 泄泻日久，投以益气补中之品似无不妥，然效而未愈何故？初诊因患者中虚之证显现，却忽略了两次流产，形寒肢冷，腰膝酸软等肾阳虚衰、冲脉不固之征。再诊从脾肾阳虚论治，如此脾气得肾阳之温煦而复健，经年久泻服药 1 个月，霍然而愈。[6]

# 第四节　泌尿系统疾病

## 一、慢性肾功能衰竭

慢性肾功能衰竭（简称慢性肾衰，CRF）是指慢性肾脏疾病或累及肾脏的疾病所引起的慢性肾功能减退，以及由此而产生的各种临床症状和代谢紊乱所组成的症候群。个别情况下，慢性肾衰也可由急性肾功能衰竭转变而来。慢性肾功能衰竭原因国内目前仍以慢性肾炎为最常见原因，结缔组织病中仍以系统性红斑狼疮最多，糖尿病肾病引发者逐渐增多。而国外的终末期肾脏病以继发性肾脏病为多见。CRF 的进展一般是不可逆性的（除外诱发因素和一些可治疗的疾病），但其发展速度有快有慢，病程有长有短，这主要与病理类型、原发病的性质、有无并发症、有无加剧 CRF 进展的可逆因素以及治疗护理是否得当、病人依从性如何、病人什么时间去肾科就诊等多种因素有关。

根据慢性肾衰的临床表现、原发病、演变经过和预后看，一般认为属中医古代文献中的"关格"、"水肿"、"癃闭"、"虚劳"、"呕吐"、"眩晕"、"虚损"等病证范围。一般认为 CRF 是由于慢性肾脏疾病迁延日久，脏腑功能虚损，加之外邪侵袭、饮食所伤、劳倦过度、情志损害以及失治、误治等导致。CRF 的病因病机错综复杂，虚实并见，阴阳失调，寒热错杂，病位涉及广泛，但脾肾衰败、湿浊水毒潴留是病机的关键。其病势缠绵，证候多变，既可表现为脾肾衰败的虚损证候，也可表现为浊阴不泄，或上逆脾胃，或上蒙清窍，或蒙动肝风，或惹动肝风，或入营血，或水气凌心射肺，从而显示种种危象，最后内闭外脱，阴竭阳亡，阴阳离决。肾络瘀阻是慢性肾衰过程中又一重要环节，感染常是诱发病情恶化的重要因素。临床多见外感风热、风寒、湿邪、热毒等，中医的辨证施治及一体化方案在改善病人的症状，延缓 CRF 进展等方面有一定作用，成为非透析疗法的重要手段。

**【临床应用】**

康氏等对 40 例慢性肾功能衰竭尿毒症期接受血液透析（HD）治疗的患者，出现肾脾阳虚证者，给予右归丸治疗，收到满意疗效。本组 40 例中，男性 28 例，女性 12 例，年龄 38 ~ 78 岁，平均 47 岁。给予方药右归丸加人参。兼湿者加白术、云苓、白扁豆、香附。水煎早晚各服 50ml。7 天为一疗程，2 个疗程后开始统计疗效。结果：显效 25 例，有效 10 例，无效 5 例，总有效率为 87.5%。[7]

**【病案举例】**

1. 石某某，女性，61 岁原有肾盂肾炎病史 30 余年，诊断 GRF 两年，接受 HD 治疗 20 个月，患者平素畏寒，近 20 天症状加重，时至初秋（公历 9 月）已穿棉衣，因恶寒不能做户外活动，夜间需用暖水袋温暖四肢，面色萎黄，少气懒言，乏力，腰膝酸软无力，喜按喜揉、纳呆，喜热饮，近日出现五更泄，大便溏薄为不消化食物，日行 3 ~ 5 次，舌淡体胖边有齿印，血压 90/40mmHg、每次 HD 患者需用热水袋取暖，中医辨证属脾肾阳虚，给予右归丸加人参、补骨脂治疗两个疗程后，畏寒除、手足转温，夜间不需用暖水袋取暖，日间能做短时户外活动，腰膝酸软明显减轻，大便成形，血压维持在 110/60mmHg。治疗显效。[7]

2. 邵某某，男性，44 岁患者平素身体健康，因乏力、纳呆服用健胃药无效，经检查确诊为：慢性肾功衰竭（尿毒症期），接受 HD 治疗 7 个月后，感畏寒两下肢尤甚，乏力，腰膝酸软，纳呆，面色灰暗，下肢浮肿（＋），血压 180/100mmHg，舌体胖边有齿印，苔白腻，脉沉无力。中医辨证脾肾阳虚兼有湿，给予右归丸加人参、白术、云苓、白扁豆、治疗两个疗程后诸症除。治疗显效。

**按**：慢性肾功衰竭是各种病因引起肾脏损坏和进行性恶化的结果。目前，HD 治疗能够有效的替代肾脏功能清除血肌酐、尿素氮，排除体内多余的水分，调节电解质，达到清除毒素的目地。但对久病所致的正气虚衰，气血亏损，脏腑功能衰败导致的临床症状难以纠正。本组病例选择慢性肾衰接受规律 HD 治疗的患者，临床证见：畏寒肢冷，面色萎黄或黧黑，兼见腰膝酸软，头昏耳鸣等证，中医辨证因久病致气血亏虚，脾肾阳虚，命门火衰者。方药选择右归丸主之。右归丸出自《景岳全书》是传统名方，方中附子、桂枝、鹿角胶温阳化气，温补肾阳，填精补髓；熟地黄、菟丝子、山茱萸、枸杞、山药、杜仲俱为滋阴益肾，养肝补脾，强腰膝；当归补血和血，与补肾之品相配，补养精血；方中用大量补阴药填补命门真阴，以治命门火衰，有"阴中求阳"之意。诸药合用温阳化气，温补肾阳，填精补血，主治肾阳不足，命门火衰之证。方中加用人参补命门之阳提高其补阳之功。兼湿者加白术、云苓、白扁豆、香附能健脾祛湿。故治疗得以奏效，收到满意疗效。[7]

# 第五节　血液和造血系统疾病

## 一、化疗后白细胞减少症

白细胞减少症系指周围血象中，白细胞总数持续低于 $4.0 \times 10^9$/L 者。西医学认为既可见于继发者，也有部分原因不明。临床上，药物引起的白细胞减少时有所见，且机制不明；恶性肿瘤病人接受放、化疗后的主要副反应就是白细胞减少，致使患者不能坚持而影响治疗，因而对此颇感棘手。西医用维生素 $B_4$、鲨肝醇、利血生及激素药物治疗，有一定疗效，但在停药以后，白细胞往往会重新跌落。

中医一般把本病归入"虚劳（血虚）"或"眩晕"等范畴，古代无相似的病名，也无专门论述，但有些症状记载与本病相似。如《灵枢·海论》所述："髓海不足，则脑转耳鸣，胫酸，眩，目无所见，懈怠安卧。"《理虚元鉴》提到："腿酸脚软，蒸蒸内热，胸中邪气隔紧，食不易饥。"中医治疗本病可从中得到启发和借鉴。

现代中医对本病临床研究的报道始见于 60 年代。1965 年有人用鸡血藤制剂治疗因放射线引起的白细胞减少。之后，20 世纪 70 ~ 80 年代大致从脾肾两虚的角度进行论治，各家则根据各自的临床经验，侧重又有所不同。特别是 80 年代初期，根据叶天士"初病在气，久病入血"、"瘀血不去，新血不生"等理论，在补益脾肾或补益气血的基础上，选用少量的活血药物，从而提高了疗效。目前，中医治疗本病已积累了一定的经验，总病例数已达 4000 例之多，其中以专方治疗的病例占一半以上，有些病例即使是分型治疗，也是在一个专方的基础上随症加减，这反映了目前中医治疗本病的一种趋向。近年的报道强调，在辨证治疗的同时，最好配合具有升高白细胞作用的药物。并认为，选用这些药物一定要在辨证施治的原则指导下进行，才能提高疗效。辨病与辨证相结合，既不失传统中医特色，又吸收了西医学的研究成果，这是中医治疗本病能不断提高疗效的重要原因。与西医相比，中医药治疗本病，不仅近期疗效满意，而且远期疗效也较巩固，因而具有一定的优势。

【病案举例】

1. 王某，男65岁，患者于2005年12月收入我院治疗，入院后经有关检查，诊断为贲门癌，行手术切除病灶后常规化疗，化疗后出现白细胞减少症。症见：纳差，乏力，汗多，舌淡红，苔薄腻，脉濡。实验室检查：白细胞$3.4 \times 10^9$/L，中性粒细胞0.6，淋巴细胞0.04，红细胞$3.16 \times 10^{12}$/L，血红蛋白87.0g/L。证属脾肾阳虚。治则：温肾补脾，填精补血。方药：熟地黄15g，山药10g，山茱萸10g，枸杞10g，炙甘草5g，杜仲10g，肉桂5g，制附子10g（先煎），菟丝子10g，鹿角胶10g（烊化），当归10g，女贞子10g，鸡血藤10g，黄芪30g，太子参15g，7剂，日1剂水煎服。1周后复查血象：白细胞：$3.6 \times 10^9$/L。症状精神较前改善，但仍纳差。遂于原方加焦三仙各15g，白术10g。继服1周。复查血象：白细胞$4.4 \times 10^9$/L，恢复正常。嘱患者原方继服2周，症状消失。[8]

2. 来某，女71岁，患者于2002年经检查确诊为胃癌，并于当年行手术切除治疗。术后常规化疗。2004年6月常规化疗后，复查白细胞：$2.9 \times 10^9$/L。患者身体虚弱，症见精神疲乏，大便溏，舌淡胖，苔白腻，脉滑细。辨证：脾肺气虚，肾阳不足。治则：健脾益肺，温补肾阳。方药：黄芪30g，党参15g，砂仁（后下）5g，白术10g，莲子肉20g，茯苓10g，山药10g，山茱萸10g，菟丝子10g，杜仲10g，当归10g，肉桂5g，制附子（先煎）5g、鹿角胶（烊化）10g，女贞子10g，鸡血藤10g，陈皮10g，防风10g，5剂，每日煎服1剂。5日后二诊，精神症状好转，大便成形，舌淡，苔白腻，脉滑细。继以右归丸加减治疗。2周后复查白细胞：$4.6 \times 10^9$/L。身体状况好转，但仍活动后疲乏无力，遂嘱患者服丸剂以竟全功。

按：西医学认为白细胞减少是由骨髓抑制造成的。中医则认为肾主骨，生髓。《素问·四时刺逆从论》说："肾主身之骨髓"。且肾为"先天之本"，肾中精气是构成人体的基本物质，也是人体生长发育及各种功能活动的物质基础。因此，脾肾阳虚为白细胞减少症的基本病理，治疗则当以温补脾肾为主。右归丸其功用为温补肾阳，填精补血，正合乎白细胞减少症的病机。方中桂、附加血肉有情之品的鹿角胶，均属温补肾阳，填精补髓之类；熟地黄、山茱萸、山药、菟丝子、枸杞、杜仲，俱为滋阴益肾、养肝补脾而设；更加当归补血养肝。诸药配伍，共具温阳益肾、填精补血以收培实肾中元阳之效。同时，可根据病情，适当加用党参、黄芪等益气健脾之品，加用现代药理研究可以增高白细胞的中药女贞子、鸡血藤等，可适当减少滋腻碍胃之熟地黄等。全方共奏益气健脾、温阳补肾之功。[8]

# 第六节　内分泌系统疾病

## 一、甲状腺功能减退症

甲状腺功能减退症简称甲减，是由于甲状腺合成或分泌甲状腺素不足引起的疾病。功能减退始于胎儿期或新生儿期，称为呆小症；始于发育期或儿童期，称为幼年型甲状腺功能减退症；始于成年期，称为甲状腺功能减退症。幼年型、成年型病情严重时改称为黏液性水肿。成年型多发于中年女性。其临床表现起病隐匿，病程发展缓慢。早期有畏寒、少汗、乏力、纳差、记忆力下降、月经紊乱等。可发展到嗜睡、反应迟钝、腹胀、便秘、发音迟钝，体重增加。皮肤干燥、枯黄、粗厚、发凉，非凹陷性黏液水肿。毛发干枯、稀少、易脱落。体温低，脉率慢，脉压差小，心脏扩大，可有浆膜腔积液，腱反射迟钝，掌心发黄。严重时可出现黏液性水肿昏迷。临床上，一般以甲减起病时年龄分类较为实用，可分下列三型：①功能减退始于胎儿期或出生不久的新生儿者，称呆小病（又称克汀病）；②功能减退始于发育前儿童期者，称幼年甲状腺功能减退症，严重时称幼年黏液性水肿；③功能减退始于成人期者，称甲状腺功能减退症，严重者称黏液性水肿。

甲减症在中医学中无专门病名，基于甲减临床主要表现为元气亏乏，气血不足，脏腑受损的症状，故多主张应归属于中医学"虚劳"的范畴。但也有的学者认为甲减由甲亢行甲状腺次全切除或进行碘治疗后所导致者，当属于"虚损"之列。究中医经典之病名，则有的学者认为甲减与《素问·奇病论》之"肾风"及《灵枢·水胀》篇之"肤胀"相似，盖肾风者"有病庞然如有水状"，"肤胀者，寒气客于皮肤之间，葖葖然不坚，腹大，身尽肿，皮厚"，皆颇似黏液性水肿之状。禀赋不足，后天失调，体质薄弱或病久失治，积劳内伤等因素均可导致脏腑功能减退，气血生化不足。其主要病机乃是正虚，涉及肾、脾、心三脏，并有部分痰浊之表现。

单纯以中医药治疗甲减的临床报告，始见于1980年。实际上早在60年代研究的"阳虚"动物造型，所表现的即为甲减临床症状。近来也有报道阳虚证患者血清甲状腺素含量偏低，进一步证实了阳虚与甲减的内在关系，由此可以认为中医药对甲减症的研究是实验先于临床治疗。近十年来，随着临床实践的增多和实验研究的深入，已基本肯定了中医药的疗效，并初步探索出中医药配合小剂量甲状腺片的有效剂量，在一定程度上阐明了温肾助阳益气中药治疗甲减的药理作用。它不同于激素的替代治疗，不仅可在临床症状上改善甲减的阳虚征象，而且在病理上有所逆转。因此可以断言，以中医药治疗甲减的深入研究是具有广阔发展前景的。

**【临床应用】**

1. 冯氏等运用右归丸加味治疗老年甲状腺功能减退症 26 例，取得满意疗效。26 例患者中：男 10 例，年龄 59～82 岁，平均 67.25 ± 11.56 岁；病程 3～11 年，平均 6.90 ± 1.05 年。女 16 例，年龄 60～81 岁，平均 68.36 ± 11.68 岁；病程 3.5～12 年，平均 7.85 ± 1.35 年。全部病例均给予右归丸加味治疗，熟地黄 15g，炒山药 30g，山茱萸 9g，枸杞子 15g，鹿角胶 15g，菟丝子 30g，杜仲 15g，当归 10g，肉桂 6g，制附子 10g，淫羊藿 15g，黄芪 30g，党参 15g，炒白术 15g，茯苓 15g，炙甘草 9g。上药按 1:5 容积比加水浸泡 30 分钟，加热煎煮 40 分钟，滤取煎液，复渣，煎煮时间同前，两次煎液合并，浓缩至约 300ml，分早、晚饭前温服，日 1 剂。连续观察 12 周，病情缓解后，原方加工为水丸或蜜丸继服。结果显示临床症状疗效明显，总有效率在 55.5%～84.62% 之间，治疗后 $T_3$、$T_4$、$FT_3$、$FT_4$ 均明显上升，TSH 明显下降，治疗前后比较，具有非常显著性差异（$P < 0.01$），表明右归丸加味方具有较好的改善甲状腺功能的作用。患者甲状腺球蛋白抗体、甲状腺微粒体抗体、基础代谢率显著改善，治疗前后比较具有显著性差异（$P < 0.05$）。血清胆固醇、三酰甘油显著改善，治疗前后比较，具有显著性差异（$P < 0.05$）。血压、心电图亦显著改善，其中治疗前血压偏低 18 例，治疗后恢复正常 15 例（83.33%）；治疗前心电图异常 23 例，治疗后恢复正常 16 例（69.57%）；治疗前后比较，均有非常显著性差异（$P < 0.01$）。[9]

2. 张氏等运用右归丸配合小剂量左甲状腺素钠片治疗甲状腺功能减退症（脾肾阳虚型）20 例，疗效显著，并与 20 例单纯使用治疗进行了对比。40 例，随机分为 2 组。治疗组 20 例中，男 7 例，女 13 例；年龄 32～68 岁，平均年龄 53 岁；平均病程为 6.5 年。对照组 20 例中，男 9 例，女 11 例；年龄 35～70 岁，平均年龄 55 岁；平均病程为 6.4 年。两组一般资料经统计学处理，差异均无显著性意义（$P > 0.05$），具有可比性。治疗组予右归丸加减配合小剂量优甲乐治疗。中药药物组成：淫羊藿 20g，补骨脂 15g，菟丝子 15g，肉苁蓉 20g，黄芪 24g，枸杞子 15g，鹿角胶 15g，山茱萸 15g，山药 12g，杜仲 15g，制附子 5g，当归 15g，党参 15g。加减：腰痛甚者，加杜仲、怀牛膝、续断各 15g；面部及四肢肿胀明显者，加泽泻、车前子各 15g；甲状腺肿大者，加浙贝母 10g，牡蛎各 20g，夏枯草 20g。每日 1 剂，水煎，早晚各 1 次温服。14 剂为 1 个疗程，连续服用 8 个疗程。左甲状腺素钠片，每次 25μg，每日 1 次，口服。疗程为 8 周。对照组予左甲状腺素钠片，初始剂量 50～75μg，4～6 周后减至维持量 25～50μg，每日 1 次，口服。并予其他对症支持治疗。疗程为 8 周。结果显示：治疗组临床总有效率为 90.0%，对照组为 80.0%，治疗后 $FT_3$、$FT_4$ 均明显上升，TSH 明显下降，与对照组治疗后比较，具有非常显著性差异（$P < 0.05$）。[10]

【病案举例】

党某，女，56 岁。诊为甲状腺功能减退症 8 年，长期服用甲状腺片治疗。诊见：头顶部隐痛，吹风后尤甚，剑突上隐痛，眼外眦干涩，背心冷痛，小腹胀，大便稀溏，夜尿频，每晚 6～7 次，舌淡红、苔白润，脉缓，左关脉独大。证属脾肾阳虚，机体失于温养。治以温补脾肾，方以右归丸加减。处方：熟地黄、山药、山茱萸、杜仲、茯苓、枸杞子、附子各 15g，覆盆子、怀牛膝、鹿角胶（烊）各 30g，菟丝子、续断各 20g，独活 12g。每天 1 剂，水煎服。服 7 剂，头身疼痛减轻，便溏消失，夜尿次数稍减。守方加豨莶草 30g，鹿角胶易老鹿角 30g，水蜜为丸剂，每次服 15g，每天 3 次。服 3 料丸药后，诸症基本消失。[11]

## 二、腺垂体功能减退症

腺垂体功能减退症是由于多种原因造成垂体前叶损害，导致相应的垂体前叶激素分泌不足，并继发性腺、甲状腺、肾上腺皮质的功能不足。垂体功能减退由垂体分泌细胞本身损害引起的，为原发性垂体功能减退症；若是出下丘脑、垂体柄或门脉系统障碍引起者，则为继发性垂体功能减退症。常见病因有：①产后大出血。产妇分娩时因胎盘滞留、前置胎盘等原因而大出血，由循环障碍而影响垂体前叶血运，使血栓形成，前叶组织坏死，最后纤维化。妊娠期垂体增生肥大，耗氧多，对缺氧也特别敏感，可能为发生本病的重要条件。②肿瘤颅咽管瘤、巨大垂体瘤、脑膜瘤、松果体瘤及垂体卒中等可压迫垂体正常组织，而引起功能减退。③手术、放疗、颅脑外伤。颅脑外伤累及下丘脑或垂体柄、垂体或下丘脑部位手术、治疗性垂体切除、放射治疗等均可损伤垂体前叶功能。④其他糖尿病、结节病、脑炎、脑膜炎、结核、梅毒等感染性疾病均可引起腺垂体功能减退。中医病名，"虚劳"，"产后痨"。中医病因，《诸病源候论》载："产后血气劳伤，脏腑虚弱而风冷客之，谓风冷虚劳。"

【病案举例】

1. 刘某某，女，28岁，教师。1995年4月10日初诊。患者于1992年10月26日初产分娩，产后大出血，致失血性休克，经输血抢救好转，1月后婴儿感染死亡，悲伤过度后渐见精神萎靡，疲乏无力，食欲减退，毛发脱落，乳房萎缩，性欲淡漠，经闭2年7个月。经省某医院诊断为腺垂体功能减退症，运用西药治疗无效，后转中医治疗，曾服补中益气汤、归脾汤、温经汤等治疗1年余，收效甚微。现在症状：患者面色无华，形体消瘦，畏寒，耳鸣心悸，腰酸冷重，便溏溲清，舌质淡胖，舌苔白润，脉沉细。血压92/63mmHg，查血红蛋白80g/L，红细胞$3.10×10^{12}$/L，白细胞$4.20×10^9$/L；妇科检查：阴毛稀少，乳房扁平，阴道分泌物极少，子宫缩小。根据症、舌、脉合参，乃肾阳虚衰、冲任不盛。治宜温补肾阳佐以健脾益气。方用右归丸加减，制附子8g，肉桂6g，菟丝子15g，山药30g，山茱萸10g，杜仲10g，熟地黄12g，鹿角胶10g，仙茅10g，炙黄芪15g，炒白术10g。6剂，水煎服，每日1剂。1995年4月17日复诊服上方6剂后，精神转佳，畏寒，耳鸣心悸，腰酸冷重相继减轻，但食欲仍差，时有恶心，余症如前，药后显效，效不更方。上方加砂仁10g。10剂，水煎服，每日1剂。1995年4月28日三诊服上方10剂后，畏寒、耳鸣心悸、腰酸冷重、疲乏无力等症消失，形体渐丰，毛发已停止脱落，恶心消失，纳食较前增加。血压118/74mmHg，血红蛋白106g/L，红细胞$3.80×10^{12}$/L，白细胞$6.70×10^9$/L；心电图正常。舌质淡红，舌苔薄白，脉细缓。原方去砂仁，加补骨脂10g。30剂，水煎服，日1剂。并嘱其禁房事。1995年5月30日四诊上方尽剂后，毛发开始生新，性欲恢复，乳房丰满，月经来潮。嘱其将上方制成蜜丸，坚持服用，以巩固疗效。1年后随访，已怀孕6个月。[12]

2. 王某某，女，48岁，农民。1992年10月6日初诊。患者于1984年分娩第二胎时，因难产，出现产后大出血，产后无月经来复，身体逐渐虚弱，疲乏无力，精神萎靡，反应迟钝，畏寒肢冷，腰膝酸软，纳差，便溏，全身轻度浮肿，发白稀少，眉毛、阴毛、腋毛脱落十之七八。6年前曾被市某医院诊断为腺垂体功能减退症。经中西医治疗多年效果不佳。近2年来，必服泼尼松片，方能自理生活，否则卧床不起。舌质淡白，舌苔薄白多津，脉沉细无力。血压95/65mmHg，心率

62 次/分，心音低钝。此乃肾阳不足，命门火衰，冲任不盛，治宜益火壮阳，佐以健脾益气。方药右归丸加减药用熟地 12g，制附子 10g，肉桂 5g，菟丝子 15g，山药 30g，杜仲 10g，炒白术 10g，仙茅 10g，山茱萸 10g，炙黄芪 15g，淫羊藿 10g。5 剂，水煎服，日 1 剂。1992 年 10 月 1 日复诊服上方 5 剂后，精神好转，畏寒减轻，浮肿消退，纳食稍增，舌质淡，脉沉细。并嘱其将泼尼松片逐渐减量。药后显效，守法守方，原方继服 15 剂。1992 年 10 月 30 日三诊服上方 15 剂后，畏寒肢冷已除，大便成形，反应灵敏，毛发停止脱落，饮食恢复正常，血压 120/76mmHg，心率 70 次/分，心音正常，舌质淡红，舌苔薄白，脉沉有力，嘱其将原方坚持服 3 个月，将泼尼松片逐渐停掉。1993 年 3 月 5 日四诊形体已复，体力已健，能从事一般家务劳动，惟毛发不生，月经未潮。嘱其以后原方制成蜜丸坚持服用，以巩固疗效。

**按：**腺垂体功能减退症，中医虽无此病名，但从临床脉症来看，多属于肾阳虚衰，冲任不盛引起。治疗重点应温补肾阳，佐以健脾益气，常用右归丸加减治疗。又根据"善补肾者当于脾胃求之"的宗旨，适当配伍黄芪、白术等健脾益气之品，使脾胃运化健旺，水谷能生化精微以济肾之不足。本病病程缠绵，凡药已中病，必守法守方，缓缓图治，方可获效。[12]

### 三、米库利奇病

米库利奇病，又称唾泪腺肥大或泪腺及唾液腺肥大综合征，为 Mikuicz 氏于 1888 年首先描述，为一种双侧对称性泪腺及腮腺慢性炎症疾患，病因尚不明了。本病主要症状为泪腺无痛性肿大，发展缓慢，多不伴其他自觉症状。本病目前尚无特殊治疗措施。

**【病案举例】**

任某某，男，67 岁，于 1991 年 12 月出现右面颊后下方红、肿、疼痛、压痛。在我院口腔科治疗，用青霉素、庆大霉素肌肉注射及微波理疗等治疗后发红、疼痛消失，但仍可扪到肿块，自觉左面部跳动，肿胀不适。1992 年 1 月发现左眼外上方可扪及约蚕豆大小肿块。1992 年 5 月又出现右腮腺肿大伴睾丸肿痛，即到我院住院治疗，经用中西医结合治疗后睾丸肿痛消失，仍存两腮腺肿大，有掣跳、麻木不适感。到某医大口腔医院行双腮腺碘油造影拍片提示：①符合慢性涎管炎（左侧为甚）。②多系双腮腺良性肥大伴炎症。CT 检查报告：腮腺稍大，未见占位。诊断：米库利奇病。先后用西药抗生素、中药清热解毒、疏风、活血化瘀等法治疗，病情未见减轻。1995 年 11 月来我院就诊。症见两腮部肿胀，麻木不适，可扪及包块，质较软，畏寒，尤以双下肢冷更甚，夜间需热水袋暖脚，腰酸膝软，舌淡红，苔薄白，脉细尺弱。中医辨证为肾阳虚损，少阳经脉凝滞。用右归丸加味。处方：鹿角胶、当归、熟地黄、山药、山萸肉各20g，枸杞、肉桂、附片、菟丝子、西洋参、柴胡、橘络、桂枝各15g。连服8剂后，两腮部掣跳、胀、麻木不适感消失，畏寒、下肢冷已缓，腮部肿块及左眼外上方肿块基本消失。随访半年，未见复发。

**按**：患者临床表现，辨证为肾阳虚损，少阳经脉凝滞。肾阳虚不能温煦，故见畏寒、下肢冷。腮腺和泪腺均为少阳胆经循行之处，命门火衰，经脉失于温煦，气血凝滞，少阳胆经气血运行不畅，故见腮腺、泪腺肿块，腮部不适等症。治疗当补阳填精，温通经络。方以右归丸补阳填精。方中附片、当归能温精和血，加桂枝、柴胡、橘核、橘络走少阳通络散结，西洋参振奋元气且能补阴。方证相符，故奏良效。[13]

# 第七节　风湿免疫性疾病

## 一、淀粉样病变

淀粉样病变是一种自身免疫性疾病，常常波及多个脏器。病因尚不清楚，西医治疗以泼尼松等药物为主，疗效欠佳。

【病案举例】

文某，女，52岁。双小腿前侧皮肤瘙痒。初起局部皮肤发红，伴胸闷、气喘，予以四物汤合三拗汤加味治疗，气喘减轻，皮肤瘙痒未减，经皮肤组织活检诊为淀粉样病变。下肢小腿前侧皮肤逐渐变黑，并出现肾功能减退，尿素氮及肌酐值异常。诊见：双小腿前侧皮肤发黑、疼痒，伴腰隐痛、胸闷、气喘、舌淡、苔白、脉细。证属肺肾亏虚，肺失宣肃。治以温肾宣肺，佐以活血通络，方以右归丸合三拗汤加减。处方：熟地黄、山药、山茱萸、杜仲、枸杞子、附子、赤芍、牡丹皮各15g，鹿角、茯苓各30g，菟丝子、续断各20g，刺猬皮、苦杏仁、当归各12g，麻黄、穿山甲（炮）各10g，蜈蚣2条。每天1剂，水煎服。服4剂，胸闷气喘、皮肤瘙痒稍减轻。守方去苦杏仁，加川芎、桑白皮各15g。按此比例，5剂为1料，制成丸药，每次15g，每天3次，口服。胸闷气喘时加服三拗汤加味，及西药沙美特罗替卡松粉吸入剂吸入治疗。在上方基础上加减服丸药5料，双小腿前侧皮肤黑色明显减退，无胸闷、气喘，瘙痒基本消失。复查肾功能、尿素氮及肌酐恢复正常。[11]

## 二、狼疮性肾炎

狼疮性肾炎（LN）是系统性红斑狼疮的肾脏表现，临床特点是在系统性红斑狼疮全身多脏器损害的基础上，出现肾脏受累的表现。常见表现包括蛋白尿、血尿、水肿、高血压。系统性红斑狼疮是临床较常见的结缔组织病，尤以青少年女性发病较多，男女之比约为1:9。出现肾损害临床症状者约占全部系统性红斑狼疮的70%，如作肾活检，则90%有肾损害。西医学对狼疮性肾炎的发病机制尚未完全明了。系统性红斑狼疮病人由于免疫功能失调，产生大量自身抗体，并与相应抗原结合形成免疫复合物沉积于肾小球，可能是狼疮性肾炎的主要发病机制。某些补体成分及其受体功能缺陷，引起清除体内免疫复合物的能力下降，可加重其在肾组织中的沉积。本病的病理改变有多种类型，常见者有弥漫性增生性肾小球病变、局灶性节段性增生等。各种病理类型可随病情发展或治疗而相互转化。目前治疗以免疫抑制、抗炎为主，随着近年来新型免疫抑制剂及一些生物制剂的出现，血浆置换、干细胞移植疗法的开展，使LN的治疗有了长足进展，但仍存在价格昂贵、疗效不确切及长期治疗的毒副作用仍较明显等问题。

中医古典文献中无"狼疮性肾炎"的病名，根据其皮肤红斑、水肿、关节痛、腰痛等临床表现多将其归属于"阴阳毒"、"痹证"、"肾着"、"丹疹"、"蝴蝶斑"等范畴。中医学认为，本病发病的原因多为先天禀赋不足，肾精亏损，感受湿热邪毒，以致阴阳不调，气血失和，五脏六腑受损，皮、脉、肉、筋、骨失去濡养而发病。由于邪毒炽盛，脏腑受损，肺、脾、肾三脏及三焦水液代谢功能失调，肺不能通调水道，脾不能运化水湿，肾不能温阳化气，三焦气机壅塞，决渎无权，而致水湿内停。邪毒炽盛，损伤肾络，血不循行，溢于脉外。一般认为，其病机以肾虚瘀（热）毒为主，其中肾虚为本，瘀（热）毒为标，总属本虚标实、虚实错杂之证。其中本虚与阴虚关系最为密切，标实以热毒最为关键。

【病案举例】

谢某，女，29岁。系统性红斑狼疮、狼疮性肾炎病史近20年，长期服用激素治疗，激素减量至隔日2片维持，两侧股骨颈骨折病史，此次面肢严重水肿入院。入院时：胸闷，四肢及腰膝冷感，腹胀纳差，寐欠安，尿少，大便溏。查体：满月脸，向心性肥胖，两颧红斑，面色㿠白，两肺呼吸音低，触觉语颤减弱，移动性浊音（＋），面肢浮肿明显，双下肢按之如泥，舌淡边有齿痕，苔薄，脉沉缓。实验室检查提示：大量胸、腹腔积液，血液系统损害明显，大量蛋白尿（尿蛋白＞8g/L）、严重低蛋白血症（血清白蛋白＜11g/L），抗核抗体谱（＋），抗 ds－DNA 滴度明显升高，严重低补体血症，光过敏，脱发明显，狼疮活动，予甲泼尼龙 0.5g 冲击×3 天，隔周同样剂量甲泼尼龙冲击×3天。此时患者腰部带状疱疹复发，疼痛难忍，血白细胞＜2×10⁹/L，中性粒细胞比例＜40%，严重低免疫球蛋白血症，予泼尼松 30mg/日口服，并抗病毒、营养神经、提高免疫力等治疗。患者虽属狼疮活动，但中医辨证仍属脾肾阳虚证为主，予右归丸加减为基本方，制附子剂量由10g 逐渐加至 30g，上述症状缓解，病情得到控制。出院后继续中药调理，病情稳定。[14]

# 第八节　其他内科疑难杂症

## 一、排尿性晕厥

排尿性晕厥又称小便猝倒，主要是由于血管舒张和收缩障碍造成低血压，引起大脑一时供血不足所致。该病多发生于 16～45 岁的男性，偶尔也可见于老年人。患者常在清晨、夜间或午睡后起床排尿时因意识短暂丧失而突然晕倒。多数患者在发病前可有头晕、恶心、心慌等不适感。此种晕厥一般发生在排尿的终末期，也可发生在排尿前。晕厥持续的时间，少则数秒，多则半小时。该病的诱发因素主要是饮酒、睡眠不足、过度疲劳、饮食减少及体位改变等。属于中医眩晕病的范畴。临床上以肾精亏损，元阳不足为多见。

**【临床应用】**

张氏等运用右归丸加减治疗排尿性晕厥 9 例，取得满意疗效。9 例患者均为婚后发病的男性，年龄最大的 29 岁；最小 22 岁，平均 25.5岁。大多直立排尿时突然晕倒，意识丧失，1～2 分钟后自行苏醒，醒后无后遗症。晕厥间隔时间及程度各异，多者一日几发，少者几日一发。其中 4 例仅有尿意即感头晕，心慌、面色苍白、四肢无力而晕厥；2 例起床排尿时晕厥。9 例患者均用《景岳全书》所载"右归丸"加减治疗。方由熟地、山药、山萸肉、枸杞子、鹿角胶、菟丝子、杜仲、当归、肉桂、制附子、益智仁、紫河车（研细末服）等组成。附子、肉桂性太刚燥宜短期使用，后期可改用巴戟肉、淫羊藿等温润之品，助阳而不伤阴。若见五心烦热，舌质红，脉弦细数可酌加炙鳖甲、知母、黄柏等。结果 5 例服药 9 剂，3 例服药 12 剂，1 例服药 16 剂，主症全消。

症状控制后，全部改用丸剂服用 4 周以巩固疗效。随访半年～一年无复发。

　　**按**：排尿性晕厥属于中医眩晕病的范畴。临床上以肾精亏损，元阳不足为多见。肾藏精，精能化气，尿液的排泄虽在膀胱，但仍依赖于肾的气化。肾阳不足，则气化无力，开关无度。肾藏精，精能生髓。"脑为髓海"又为"元神之腑"。《灵枢·海论》云："髓海有余，则轻劲多力，自过其度。髓海不足，则脑转耳鸣，胫酸眩冒，目无所见，懈怠安卧"。

　　若先天不足，肾阴不充或年老肾亏或房劳过度，均可使肾精亏耗，真阳不足。排尿时，肾之阳气用于下而不能蒸化肾阴上承于脑，使在上之髓海空虚，脑失所养，则会出现一时性晕厥。故用"右归丸"加减温阳益肾，填精补血充脑而达以治晕治厥。[15]

## 二、五更泻

　　五更泄，又名鸡鸣泄，肾泄。病因是由肾阳不足，命门火衰，阴寒内盛所致。此病多见于中老年人。中医认为，此病主要由于脾肾阳虚所致。肾阳不足，命门火衰，不能蒸化致病。黎明之前，阴气盛，阳气未复。脾肾阳虚者，胃关不固，隐痛而作，肠鸣即泻，又称"五更泄"、"鸡鸣泄"，泻后腑气通则安；肾亏则腰膝酸冷，脘腹畏寒，形寒肢冷，四肢不温；肾阳虚衰，命门火衰，温煦无力，则小便清长，夜间尿频；舌质淡，舌体胖有齿印，脉沉细无力；均为脾肾阳虚证候。治法：健脾温肾止泻。

### 【临床应用】

　　黄氏等运用右归丸结合针刺三阴交治疗五更泻 21 例，收到满意效果。其中男性 20 例，女性 1 例。年龄最大的 67 岁，最小的 39 岁；病程最长的 14 年，最短的 90 天，均经大便培养或便常规检查，3 例做纤维肠镜检查。确诊为慢性细菌性痢疾的 4 例，确诊为慢性非特异性溃疡性结肠炎的 17 例。本组病便均有晨起即泻病史，其中 13 例大便次数每日 4～6 次，均接受抗生素和口服涩肠止泻药物治疗，无效。治疗方法：中药以右归丸为主，随症加减用药。熟地黄 40g，山药 20g，山茱萸 15g，当归 15g，枸杞子 20g，杜仲 20g，鹿角胶 20g，附子 20g，肉桂 15g，菟丝子 20g，加五味子 15g，肉豆蔻（散炒去油）15g，人参 30g，腹痛不止者，加吴茱萸（炒）20g，饮食稍有不慎，大便次数增多者加白术 20g；腹痛迫泻，大便红白黏液者，加白头翁，马齿苋各 15g。针法：患者取坐位或仰卧位，取双侧三阴交，直刺 1.5～2 寸，手法按

"虚补实泻"的原则，施捻转提插补法，以有酸麻胀感为得气，然后留针20分钟。腹痛不止者，加针足三里，补法；饮食不慎便次增多者，加脾俞；腹痛迫泻，大便红白黏液者加水分、隐白。每日1次，10次为1个疗程，疗程间隔2天。效果：本组21例中临床治愈18例，其中慢性细菌性痢疾4例，慢性非特异性溃疡性胃肠炎14例，治愈率为85.7%；好转2例（9.5%），无效1例（4.8%）。总有效率为95.2%。1疗程内治愈5例；2疗程内治愈11例；3疗程以上治愈2例。[16]

【病案举例】

刘某，男，44岁。1996年4月20日就诊。主诉：泄泻伴腹痛，反复发作5年，加重40天。现病史：该患于5年，前因饮食不慎而致泄泻，经治缓解，之后腹泻反复发作，40天前因出差外地居住寒冷，而病情加重。尤以黎明前急于上厕，大便日3～5次不等，质清稀或完谷不化，脐下隐痛、肠鸣、腹部发凉，有下坠感，喜暖喜按，食欲不振、乏力、畏寒肢冷、腰膝酸软、夜尿增多。曾静脉滴注庆大霉素、氨苄青霉素、林可霉素、诺氟沙星、口服复方磺胺甲恶唑、氟肌酸、四神丸合四君子汤，附子理中丸等，晨便虽有缓解，但不能尽愈。查体：形体消瘦、面色㿠白、左下腹部压痛明显，舌胖淡苔白、脉沉细。大便常规少量红白细胞（红细胞2～3个，白细胞3～5个）。结肠内窥镜下可见弥漫性黏膜充血，水肿。组织活检示黏膜炎性反应，断慢性非特异性溃疡性结肠炎。中医诊断：五更泻。证属脾肾阳虚。治则：温肾健脾、涩肠止泻。中药：熟地黄40g，山药20g，山茱萸15g，鹿角胶20g，枸杞20g，杜仲20g，五味子15g，吴茱萸20g，肉桂15g，附子20g，胡桃肉50g，砂仁10g，肉豆蔻（散炒去油）15g，每日1剂，水煎服。针灸，坐位，取双侧三阴交，直刺1.5～2寸，施捻转提插补法；取双侧脾俞，直刺0.5～0.8寸。三阴交以酸麻胀感为得气。得气后留针20分钟，每日1次，以上连续用药针灸8天，泄泻已减，再治疗7天，诸症消失，再予结肠镜复查正常。随访1年未复发。

按：一般而言，暴泻属实，久泄属虚。《临证指南医案·泄泻》："久泄必从脾肾主治。"汪昂曾说："久泻皆由命门火衰，不能专责脾胃。"本病病因病机主要为肾阳虚衰，脾亦不暖，大肠不固。此病病程多长，多在受凉或饮食生冷时复发或加重。五更即黎明之前，阴气盛根，阳气萌发之际，肾阳虚衰者，阳气当至不至，阴气报而下行，故为泄泻。本病例为久泻久病。系中医五更泻范畴，曾接受抗生素及中药治疗无效。医者在中医理论指导下，辨证施治基础上，以温补肾阳兼补脾阳为宗旨，以右归丸为基础方，结合针刺三阴交治疗五更泻效果显著。[16]

## 三、真寒假热

真寒假热证为阴盛于内，阳气虚衰，尤以肾阳虚衰为主要证候的一种病证。肾阳虚衰失其温煦作用，易于表现出寒象，即阳虚生寒，而阴盛于内导致阴阳格拒、虚阳上越而又夹杂有假热之象，即寒极生热。临床上需细加辨证，否则易致虚虚实实之误。

**【病案举例】**

女，38 岁，体质虚弱，四肢灼热不适，易于汗出，烦躁不安，口干涩不欲饮，腰腹部发凉，腰膝酸软乏力，腹泻（下利清谷），小便清长，舌质淡红，苔薄黄，脉沉细。已反复求医两年余无效。余仔细问诊，患者述腰腹部发凉时即感灼热汗出更甚，且下利清谷。前医大多用滋阴清热或清热泻火法，但热不退反而碍胃导致头晕胃满或伤阳更重而下利清谷。由此，可以看出非阴虚内热或实热证，乃长时间用寒凉之品致使阳气更加虚衰，真寒更盛，下利清谷，腰腹部发凉等症状由不明显到加重。虚阳上越假热之候也更突出，导致阴盛格阳，阴阳失调。方用桂枝汤和右归丸加减。桂枝 10g，白芍 15g，生地黄、熟地黄各 12g，山药 15g，山茱萸 20g，枸杞子 12g，菟丝子 15g，附子 5g，肉桂 3g，鹿角胶 5g，甘草 6g。桂枝汤调和阴阳，右归丸滋肾阴、温肾阳，使肌体阴平阳秘，2 年痼疾痊愈。

**按**：本例初起为一不典型的真寒假热证，但因长时间误诊误治，阳气虚衰，阴气盛于内，虚阳上越，导致阴盛格阳即真寒假热证。《景岳全书·泄泻》说："肾为胃养，开窍于二阴，所以二便之闭，皆肾脏所主。今肾中阳气不足，则命门火衰……阴气极盛之时，则令人呕泄不止。"本例由于长时间用寒凉之品，伤阳致衰而阴盛于内，出现下利清谷，腰腹部发凉，脉沉细。久之，则出现灼热汗出，烦躁不安，舌质红，苔薄黄等虚阳上越之象，真寒假热至此十分明显，故用和方之祖桂枝汤调阴阳，右归丸重在补肾阳兼滋肾阴，是其证用其药，故症消病愈。[17]

## 四、夜尿频多

夜尿频数，是很多老年男性病人一个常见症状，多由慢性前列腺肥大、内分泌功能紊乱以及心血管系统疾病所引发。由于夜尿次数的增加使得很多老年人长期睡眠不足，更有甚者可引发焦虑及抑郁症，从而大大降低了这部分人群的生活质量，影响他们的正常生活。

## 【临床应用】

苟氏等运用右归丸加减调治老年男性夜尿频数 30 例，取得显著的疗效。30 例患者，年龄 65～82 岁，平均 73 岁。治疗方法：中药基本方，药用：熟地黄 15g，杜仲、山茱萸各 10g，山药 15g，菟丝子 10g，肉桂 3g，制附子 6g，桑螵蛸、黄芪、芡实各 15g，补骨脂、金樱子、益智仁各 10g。如遇心悸气短、胸闷、脉结带者，方中去肉桂、菟丝子、芡实、补骨脂，加党参 20g，麦冬 12g，五味子 9g，桂枝 6g；大便秘结者可去肉桂、制附子、补骨脂、芡实，加肉苁蓉、生白术各 20g，柏子仁、决明子各 10g。每日 1 剂，水煎 3 次，取 200ml 分 3 次口服，3 个月为 1 个疗程。结果：显效：小便通畅，夜尿次数 0～2 次，22 例；有效：小便通常，夜尿次数减半，8 例；无效：临床症状无改变，0 例。总有效率达 100%。[18]

## 【病案举例】

曹某，男，74 岁。1999 年 10 月 12 日诊。面色不华、畏寒、四肢不温、腰膝酸软，小便涩而不畅、频数不固，外出活动先要寻厕，稍有疏忽即会尿裤子。夜间小便 6～7 次，大便溏泻，完谷不化，舌淡，苔薄白腻，舌体胖嫩、边可见齿痕，尺脉弦浮。西医检查提示：前列腺 I 度肥大，慢性结肠炎。尿、粪常规检查均无阳性改变。自诉曾服用前列康及环丙沙星对症治疗后，小便较前通畅，但大便次数增加，夜尿频未能改变。中医辨证病在脾肾，并以温补脾肾、益气固涩之法主治，药用：党参、芡实、山药、补骨脂、桑螵蛸各 15g，炒白术、山茱萸、制附子、熟地、金樱子、杜仲各 10g，砂仁 6g，肉桂 3g。水煎服，10 剂。药后大便稍见成型，自觉解小便较前有力，效不更方再进 20 剂。再诊时，患者大便基本成型，夜尿明显减少，但仍觉畏寒、腰膝酸软、耳鸣多梦，原方去砂仁、党参、补骨脂、白术，加巴戟天、菟丝子、覆盆子、桑寄生各 15g，再进 10 剂。药后小便已能控制，夜尿 1～2 次，继以右归丸原方 20 剂善后，随访 1 年无复发。

**按**：夜尿频数是老年男性病人临床上最常见的症状之一，可由多种疾病所引发，且多属功能异常病因不明，或去除病因而夜尿频数不能缓解，治疗起来较为棘手。《素问·灵兰秘典论篇》曰："膀胱者，州都之官，津液藏焉，气化则能出矣"，阐明了膀胱为藏尿之所。小便排出，依赖于膀胱的气化功能。而膀胱又与肾相表里，膀胱的气化功能又依赖于肾的蒸化。而本病多为老年患者，肾气日衰，气化不及州都，膀胱气化不能，则清气不升，浊阴难降，其病之根本是肾气亏虚膀胱气化无力，病之标为瘀滞内阻。因此，临床上治疗前列腺的激素类药物可使前列腺体缩小、质地变软，改善前列腺对尿道压迫，从而使小便通畅，但很难改善夜尿频数的临床症状。右归丸温补命门，助膀胱化气行水，故对本病疗效显著。[18]

## 五、冷凝集素综合征

冷凝集素综合征是免疫球蛋白 M（IgM）抗体引起的自体免疫性疾病，又叫"冷血凝集素病"或"冷凝集素病"。其特点是在较低的温度下，这种抗体能作用于患者自己的红细胞，在体内发生凝集，阻塞末梢微循环，发生手足紫绀症或溶血。在体外，抗体与抗原发生作用的最适宜温度是 $0 \sim 4℃$，在 $37℃$ 或 $31 \sim 32℃$ 以上的温度，抗体与红细胞抗原发生完全可逆的分解，症状迅速消失。本综合征可以是特发性的，或继发于淋巴组织系统的恶性肿瘤或支原体属肺炎及传染性单核细胞增多症等病毒感染。

【病案举例】

刘某某，女，58 岁。入院前 3 周出现头昏、乏力、恶寒，体温 $39.2℃$，无咽痛、咳嗽、面色苍白等症，在当地医院诊断为上呼吸道感染，用青霉素、氨苄青霉素等治疗，症状减轻。入院前 1 周又感头昏、头痛、畏寒，未测体温，自服散利痛等治疗，病情减轻。入院前 1 小时，突然面色苍白、头昏、眼花、腰痛、心慌，随即昏厥，片刻后苏醒，呕吐一次，无抽搐。急送门诊治疗。查血常规示：血红蛋白 25g/L，红细胞 $1.06 \times 10^{12}/L$，白细胞总数 $21.6 \times 10^9/L$，淋巴细胞 0.419，中性粒细胞 0.529，中间细胞 0.052，血小板 $116 \times 10^9/L$。于 2001 年 12 月 10 日以贫血待诊收入院。入院后查体：贫血貌，肝未及，脾肋下 3cm，心肺无特殊。冷凝集素试验：阳性。IgM2.48g/L。小便常规：酱色，隐血阳性，蛋白。肝功：谷丙转氨酶 1010U/L，谷草转氨酶 1597U/L，总胆红素 $74.7\mu mol/L$，直接胆红素 $20.9\mu mol/L$，间接胆红素 $53.8\mu mol/L$。骨髓象：镜下见有核细胞增生明显活跃，粒红比倒置，为 0.8721，粒系占 39.5%，比例明显增高，各阶段细胞查见，以中晚幼红细胞增高为主，分别占 15.0% 及 28.0%，形态未见明显异常。入院后先后用氢化可的松琥珀酸钠、人血丙种球蛋白、香丹注射液、前列腺素 $E_1$、抗生素、输洗涤红细胞等治疗无明显好转，遂请中医会诊。见病人面色白、乏力、神差，畏寒肢冷，腰酸软疼痛，膝软，心慌，头昏耳鸣，食欲尚可，喜热饮，舌质淡，苔薄白，脉弱。辨证属肾阳虚衰，气血两亏。治以：温补肾阳，益气养血。右归丸加味：鹿角胶、当归、枸杞、肉桂、附片、杜仲、菟丝子、补骨脂、阿胶、白芍、川芎各15g，熟地黄、山茱萸、山药、红参各20g，黄芪30g。每2日1剂，服4剂后，病人自觉症状明显减轻，血红蛋白升高至66g/L，红细胞2.32×10$^{12}$/L。效不更方，继服本方8剂，患者自觉症状消失，查血红蛋白103g/L，红细胞3.40×10$^{12}$/L，谷丙转氨酶27.3U/L，谷草转氨酶28.6U/L，总胆红素10.9μmol/L，直接胆红素3.2Umol/L，间接胆红素7.7Umol/L。

**按**：冷凝集素综合征，又名冷凝集素病、冷性凝集综合征。1918年Cpouyh和Richter首先证实该病为人体免疫反应变异所致的自身溶血性疾病。我国有少数病例报道。冷凝集素是一种寒性抗体，主要成分是IgM。当温度低于20℃时特别活跃，0~4℃反应最强，正常人体内可有少量，当患某些疾病或免疫功能异常时明显升高，使红细胞发生凝聚，如同时有补体参加可发生溶血反应。冷凝集素除对红细胞有细胞毒作用外，也可凝集淋巴细胞、中性粒细胞、单核细胞、巨噬细胞和血小板。笔者认为，该病的发病过程印证了中医对寒邪致病的病理认识。冬季寒邪肆虐，侵袭人体，损伤阳气，肾阳亏损，阳损及阴，气血两亏，发为本病。治当温补肾阳、益气养血，故用右归丸温补肾阳，合用人参、黄芪、阿胶、白芍、川芎益气养血，方证合拍，故取良效。[14]

## 六、肿瘤放疗、化疗后

放疗、化疗可损伤阳气，使机体失于温养，脾阳亏虚失于运化，故肿瘤手术及放疗、化疗后，多见脾肾阳虚证。

【病案举例】

于某，女，46岁。乳腺癌术后3年，化疗10次。诊见：腰、足冷痛，背心隐痛，腹胀痛时隐时现，胃部及右胁下痞胀，两侧太阳穴发胀，舌淡红、苔薄白，脉细。证属脾肾阳虚，兼肝气不舒。治以温肾健脾，疏肝解郁，方以右归丸合六郁汤加减。处方：熟地黄、山药、砂仁、杜仲、茯苓、附子、苍术、白芍、枸杞子各15g，鹿角胶、香附、菟丝子、续断各20g，红花10g，蜈蚣2条，莱菔子30g。服4剂后，胃、右胁下痞胀及两侧太阳穴胀明显减轻，腰足冷痛稍减，背心仍隐痛，受凉后尤甚。再以上方加减，共服20余剂，诸症基本消失。[12]

## 七、盗汗

盗汗是以睡中汗出，醒来即止为特征的一种病证，又称"寝汗"。西医学认为，小儿代谢旺盛，活泼好动，出汗往往比成人量多，属生理现象。佝偻病患儿出于身体虚弱，在白天过度活动晚上入睡后往往多汗，此属盗汗。另外，活动性肺结核、植物神经功能紊乱、风湿热等病证也可出现盗汗现象。中医学认为本病是由于阴阳失调、腠理不固而导致汗液外泄失常。多与心肺肾三脏阴虚有关。常见症状为睡时全身汗出，醒则汗止，常兼五心烦热，口干口渴等。

**【病案举例】**

患者，女，50岁，睡时汗出、醒则汗止1年，于2001年5月20日来我科就诊。患者1年来无明显诱因出现盗汗，出汗量较多，浸湿内衣，醒后汗止。自感腰膝酸软，肢冷畏寒，脘腹冷痛，纳呆食少，大便溏，小便清长，口淡不渴，伴有神疲乏力、心悸气短。患者面色少华，气短懒言，舌质淡、苔白滑，脉沉细。内科按植物神经功能紊乱服维生素$B_1$、谷维素等药物治疗，无明显效果。辨证为脾肾阳虚、阳虚不摄之盗汗症。治以温补肾阳，固表敛汗。方用右归丸加减：熟地黄20g、炒山药、山茱萸、枸杞子、巴戟天、菟丝子各15g，炮附子、肉桂、炒白芍、甘草各10g，黄芪、煅龙骨、煅牡蛎各30g。水煎服，每日1剂，连服6剂。5月27日复诊，自述诸症大减，惟仍纳呆食少，气短懒言，上方加党参20g，苍术10g，麦冬、五味子各10g，继服10剂，诸症消失，随访1年，未复发。

**按：**本例患者年至半百，肾气日虚，又因平素肾阳虚弱，故感畏寒肢冷，腰膝酸软，脘腹冷痛，纳呆食少，大便溏，小便清长；"汗为心之液"，盗汗日久，心阴暗耗，故神疲乏力、心悸气短，面色少华；舌质淡、苔白滑，脉沉细，亦为阳虚之征，治以温补肾阳、固表敛汗，方用右归丸加减治之。方中熟地甘温滋肾以填精，有阴中求阳之意；山茱萸、枸杞子、菟丝子、巴戟天滋肾养肝；附子、肉桂补肾阳而祛寒；山药、黄芪、甘草益气健脾；龙骨、牡蛎质重而涩，既能潜镇虚阳浮越，又能涩精敛汗。二诊加入党参、苍术、茯苓以健脾益气、开胃进食；又有苍术防熟地滋腻胜砂仁之说；合麦冬、五味子，益气生津、敛阴止汗，使气复津回，汗止而阴存。综观全方，有温补肾阳、扶阳固表、调和营卫、益气敛汗之功，故用于本病而奏效。所以《景岳全书·汗证》提出"自汗、盗汗亦各有阴阳之别，不得谓自汗必属阳虚，盗汗必属阴虚也"。[19]

# 参考文献

[1] 刘德频，洪华金．右归丸加减合大剂量布地奈德吸入治疗激素依赖型哮喘30例．福建中医药，2001，32（5）：25－26

[2] 邝开安．右归丸为主方治疗冠心病心绞痛40例．陕西中医，2005，26（7）：

632-633

[3] 杨雪英. 右归丸加减治疗胸痹证. 新中医, 2008, 40 (1): 85-86

[4] 陈爱莲. 右归丸（汤）加减治疗心血管病. 光明中医, 2007, 22 (3): 29-30

[5] 刘道喜. 右归丸的临床应用. 江西中医药, 1994, 25 (5): 31

[6] 朱维芳, 丁小梅. 右归丸临床运用. 湖北中医杂志, 1999, 21 (6): 369

[7] 康宁, 高慧, 李岩, 等. 右归丸在血液透析患者中的临床应用. 医药世界, 2006, (9): 123

[8] 郜志宏. 右归丸加减治疗化疗后白细胞减少症. 中外健康文摘（临床医药版）, 2007, (7): 51

[9] 冯建华, 刘玉健. 右归丸加味治疗老年甲状腺功能减退症. 山东中医药大学学报, 2006, 30 (1): 42-44

[10] 张曦月, 左新河. 右归丸配合小剂量优甲乐治疗甲状腺功能减退症的临床观察. 湖北中医杂志, 2008, 30 (5): 23-24

[11] 杨明高, 杨仁旭. 杨仁旭主任医师应用右归丸经验介绍. 新中医, 2004, 36 (12): 11-12

[12] 常宗钦, 董德保. 右归丸加减治疗腺垂体功能减退症二例. 实用内科杂志, 2002, 16 (3): 140

[13] 王鹰, 邹永祥. 右归丸治疗疑难病症. 四川中医, 2003, 21 (10): 93

[14] 王跃娟, 孙伟. 孙伟教授温阳药治疗狼疮性肾炎经验撷拾. 实用中医内科杂志, 2008, 22 (2): 12

[15] 张长印. 排尿性晕厥 9 例治验. 中医研究, 1994, 7 (1): 47

[16] 黄玉玲. 右归丸结合针刺三阴交治疗五更泻 21 例. 黑河科技, 1998, (4): 27-28

[17] 宋静, 赵福俊. 真寒假热症验案一则. 山东中医杂志, 2003, 22 (2): 122

[18] 苟海峰. 右归丸加减调治老年男性夜尿频数 30 例. 辽宁中医学院学报, 2004, 6 (7): 301

[19] 周世民. 温补肾阳治盗汗. 白求恩军医学院学报, 2003, 1 (3): 149

# 第二章

# 骨科病证

## 第一节 髌骨软化症

髌骨软化症，是髌骨软骨面变粗糙，软化，纤维化，碎裂和脱落，引起膝髌股关节慢性疼痛的一种疾病。老年人的髌骨软化症，实质上是髌骨的退行性病变，常开始于软骨表面，逐步向深部发展，以后累及整个髌骨，最后发生髌股关节炎即膝关节的骨关节炎。此病早期预防和治疗十分重要。

本病属于中医"痹证"范畴。张氏医通云："膝为筋之府，……膝痛无有不因肝肾虚者，虚则风寒湿气袭之。"年龄增大，肝肾日渐衰惫，难以充盈筋骨，则筋骨懈堕，而肝肾不足日久必累及气血亏虚。《灵枢》云："血和则经脉流行，营复阴阳，筋骨劲强，关节清利矣。"故若复感风寒湿邪，经络闭阻，气血凝滞，则关节疼痛，退化变形。本病属本虚标实之证，肝肾不足，气血亏虚是本虚，而外邪入络，筋脉痹阻是标实，治疗上应以补为主，以通为用。

【临床应用】

曹氏等[1]以右归丸为主治疗髌骨软化症 46 例，取得满意疗效。并设天麻丸治疗对照组 30 例与之对比。治疗组中 46 例用右归丸化裁内服并熏洗膝部。基本方：熟地黄 10g，熟附片 10g（先煎），菟丝子 10g，当归 10g，鹿角胶（烊化）10g，杜仲 10g，川牛膝 15g，赤、白芍各 10g，炙穿山甲 10g，山萸肉 10g，油松节 12g，威灵仙 12g，骨碎补 10g，知母 10g，莱菔子 10g；关节肿胀加苍术 20g、生薏苡仁 30g；痛甚加土鳖虫 10g。每日 1 剂，早晚 2 次分服，药渣加食醋半斤、水 2000ml加温熏洗患膝 20~30 分钟，同时用拇指按揉膝关节周围的痛点，每日 1~2 次，14 日为 1 疗程。对照组 30 例，内服天麻丸（天麻、羌活、杜仲、独活、牛膝等，每次 6g，每日 2~3 次）及舒筋活血片（伸筋草、红花、鸡血藤等，每次 5 片，每日 3 次），外用祖师麻膏贴膝痛处，每日 1 贴。14 日为 1 疗程。结果：治疗组 46 例，临床治愈 19 例，显效 15 例，好转 9 例，无效 3 例，总有效率 93.5%。对照组 30 例，临床治愈4例, 显效9例, 好转10例, 无效7例, 总有效率76.7%。两组比较有显著差异, 治疗组优于对照组 ($P < 0.01$)。

**【病案举例】**

王某, 女, 59岁, 干部。1998年3月9日初诊, 间断性右膝酸痛8年, 加重伴步履艰难2月。上下楼梯或下蹲疼痛明显, 局部发凉, 得热则舒, 曾自服布洛芬缓释胶囊, 初疼痛减轻, 后症状不缓解。检查: 右膝轻度肿胀, 皮色正常, 右膝关节屈伸尚可, 周围压痛 ( + ), 挺髌试验 ( + ), 浮髌试验 ( ± )。X线片示: 髌骨边缘骨质增生, 髌股关节间隙变窄。舌淡边有瘀点, 苔白, 脉沉细。诊断: 中医为痹证 (阳虚瘀滞, 风寒内阻), 西医为髌骨软化症。治宜温补肾阳, 通滞化瘀。方药: 熟地黄10g, 制附子 (先煎) 10g, 鹿角胶 (烊化) 10g, 菟丝子10g, 骨碎补10g, 当归10g, 牛膝12g, 赤白芍各10g, 杜仲10g, 威灵仙15g, 莱菔子12g, 炙穿山甲10g, 土鳖虫10g, 苍术20g, 生薏苡仁30g, 7副水煎服, 药渣加醋加水熏洗患膝, 复诊关节疼痛明显减轻, 继用上方20副方法如前, 症状消失, 活动正常。

**按**: 本案证属阳虚瘀滞, 风寒内阻。以右归丸为主加骨碎补、芍药等温补肾阳, 强筋壮骨; 配威灵仙、油松节、莱菔子等以散寒祛湿, 舒筋利节; 穿山甲、土鳖虫活血通络止痛; 知母滋养肾阴以防生热; 牛膝引药下行入肾入膝。全方补肝肾、祛风湿、通经络, 能增强机体血行, 促进血液循环障碍的改善, 调整机体免疫功能, 改善骨髓微环境, 配合熏洗可使药物直接作用于病变局部, 加强温经通脉、通络止痛的功效。[1]

# 第二节 骨折延迟愈合

骨折延迟愈合是指骨折经治疗, 超过一般愈合所需时间 (一般为4个月), 骨折断端仍未出现骨折连接, 称骨折延迟愈合。X线片显示骨折端骨痂少, 轻度脱钙, 骨折线仍明显, 但无骨硬化变现。造成骨折延迟愈合的因素主要有全身性因素, 药物影响, 成骨诱导因子缺乏, 以及局部因素包括固定不完善、治疗不当、感染等。其仍有继续愈合的能力和可能性。

中医学中虽无骨折延迟愈合的病名, 但却对骨折有较为深刻的认识。从病因病机上讲, 中医认为骨折多由跌仆、坠堕等外界致伤因素引起, 或者长期劳损, 气血亏虚, 筋脉失养, 久而痿弱致断裂。伤骨及筋、伤筋动骨, 筋骨损伤必然累及气血, 血凝气滞, 久病耗伤气血, 气血两亏, 气血不充则筋骨失养。因筋骨相连, 肾主骨生髓, 肝主筋藏血，伤筋损骨累及肝肾，肾生养精髓不足，无以养骨，筋伤内动于肝，肝血不充无以养筋。本病治疗多责之于肝肾，以补益肝肾，填精益骨生髓为主。从其临床表现而论，本病可归属于中医"骨痿"、"骨痹"、"虚劳"范畴。

【临床应用】

陈氏等运用右归丸加减治疗骨折延迟愈合31例，取得满意疗效。31例患者均为术后门诊病例，男性20例，女性11例；年龄在25～50岁，平均40岁；病程5～8个月，平均6个月。以上病例均采用中药内服治疗，药方采用右归丸加减：熟地黄、山药、枸杞子、山茱萸、菟丝子、鹿角胶、炒杜仲、当归、红花、土鳖虫、丹参、淫羊藿、陈皮、自然铜、枳壳各10g，炙黄芪30g。如伴有神疲乏力等气虚诸症，加用人参20g；伴有血瘀症状，加用川芎、炮山甲各10g；伴有畏寒肢冷阳虚之症加用肉桂3g，附子6g；伴有形体消瘦、五心烦热、舌红阴虚者，加用龟板胶、川牛膝各10g。每日1剂，水煎分2次服。治疗结果：本组病例中30例服中药8～12周，均获得随访，摄X线片显示骨折全部获得骨性愈合，愈合时间最短5个月，最长7个月，平均愈合时间5.8个月。另1例因服药过程中，出现出血症状而放弃中药治疗。[2]

## 第三节　骨质疏松症

骨质增生症是以骨质病理性增生导致局部关节、肌肉、韧带活动障碍，伴发疼痛为主要症状的疾病。可发生在颈椎、腰椎、关节及跟骨等处，包括肥大性脊柱炎、肥大性骨关节病及跟骨骨刺等。本病好发于40岁以上的中老年及从事承重、久站、久坐的工作人员，以活动范围较大的关节、脊椎的病变多见。骨质增生的病因迄今未明，多归属于老年性退行性病变的范畴，关于其病因病机假说甚多，如机械说、功能说、血管障碍、新陈代谢障碍、内分泌障碍等。基本认识是在内因基础上，由外因的诱发而导致发病。目前西医采用非激素类消炎止痛药物、理疗及手术治疗，对缓解症状有一定效果，但迄今尚无特殊有效疗法。在中医中无骨质增生的病名，从其病理而论可归属于中医"虚劳"、"骨痹"、"骨痿"范畴。

【临床应用】

1.许氏等运用右归丸治疗骨质疏松症96例，取得满意疗效。本组患者均以右归丸加味治疗。方药组成：熟地黄20g，山药20g，山茱萸15g，当归15g，杜仲15g，菟丝子15g，鹿角胶20g，枸杞25g，骨碎补15g，续断15g，淫阳藿15g，独活15g，川芎10g。每2日1剂，水煎于早、中、晚饭前 20 分钟服，连服 30～60 天。颈椎骨质疏松者服药期间，每日颈椎牵引半小时。治疗期间，可鼓励患者积极参加医疗保健操锻炼，根据病情早晚进行颈椎炼功，加强腰背肌、骶棘肌、腹肌、臂肌锻炼，活动可由小逐渐变大。结果：96 例经服用右归丸，同时配合 2～3 种锻炼方法，20 天后头颈部、腰腿痛症状减轻者 65 例，40 天后腰腿痛症状减轻或明显好转者 88 例，60 天后疼痛症状消失者 90 例，6 例疼痛症状有所改善。88 例经 X 线摄片提示：骨密度与骨小梁明显改善。[3]

2. 华氏等采用右归丸加减治疗骨质疏松症 82 例，取得满意疗效。其中，男 35 例，女 47 例；年龄最大 72 岁，年龄最小 45 岁，平均年龄 62 岁；病程最长 18 年，最短 9 个月，平均病程 8 年。均符合骨质疏松症的诊断标准，且排除甲状旁腺功能亢进症、多发性骨髓瘤、长期应用糖皮质激素等所致继发性骨质疏松症。治疗用右归丸加减治疗。药物组成：熟地黄、黄芪、山药、鸡血藤各 15g，山茱萸、枸杞、杜仲、菟丝子各 12g，桃仁、当归、乳香、没药各 10g，红花、制附子、肉桂、鹿角胶（另包烊化冲服）、甘草各 6g。每日 1 剂，水煎温服，日分 2 次，30 日为 1 疗程。用药期间忌食辛辣、油腻之品。随症加减：伴飧泄、肾泄不止加五味子、肉豆蔻；伴阳虚精滑者加金樱子、桑螵蛸；伴浮肿、尿少者加泽泻、车前子。结果：痊愈 44 例，显效 23 例，好转 14 例，无效 1 例，总有效率为 98.78%。病情较轻者，一般 1 个疗程即愈，重者 2～3 个疗程治愈或显效。[4]

3. 赖氏等选用右归丸加味治疗骨质疏松引起的腰背痛 136 例，取得较好疗效。136 例均为门诊患者，其中女性 98 例，男性 38 例；年龄在 40～75 岁之间，40～50 岁 25 例，50～60 岁 70 例，60～75 岁 41 例；病程最长 15 年，最短 2 年，平均 8 年。治疗以右归丸加减，方剂组成：熟地黄 50g，山药 50g，山茱萸 50g，枸杞 50g，鹿角胶 50g，菟丝子 50g，杜仲 50g，当归 40g，肉桂 50g，附子 15g，牛膝 50g，桃仁 30g，红花 15g，穿山甲 15g，上药研末，炼蜜为丸，每丸重 6g，每次 1 丸，每日 3 次。结果：治愈 76 例，占 55.9%；好转 45 例，占 33.1%；无效 15 例，占 11%。总有效率为 89%。[5]

【病案举例】

1. 王某，女，63 岁，于 2004 年 12 月初诊。主诉：腰背及双侧髋关节疼痛，反复发作 5 年。曾于 2003 年 11 月在某医院经摄 X 线片、CT 及采用 SD－1000 型光子骨密度仪检测（－3.2 分），确诊为骨质疏松症。采用口服钙制剂"乐力"，注射进口补钙针等治疗，3 个月后，疼痛有所缓解。现疼痛再次发作，夜间尤甚，时发双下肢抽筋，难以入睡，腰膝酸软乏力，形体消瘦，舌淡边尖有瘀点，苔薄白，脉沉细。查体：腰椎生理弧度存在，腰两侧压痛阳性。骨密度仪测定：－2.3 分。西医诊断：老年性骨质疏松症。中医诊断：虚劳（肾虚）。法当温补肾阳、滋补肾阴、活血祛瘀、通络止痛。药用上方治疗，服药 20 剂后，腰背及双侧髋关节疼痛大减，双下肢未再抽筋。守原方再服 10 剂，精神佳，诸症消失，复测骨密度为 2.5 分，临床痊愈。随访 2 年未再复发。

**按**：骨质疏松症属于中医学的"虚劳"、"骨痹"、"骨痿"等病范畴。中医学认为本病其变在骨，其本在肾。《素问·逆调论》曰："肾不生，则髓不能满。"《素问·五脏生成篇》又曰："肾者主蛰，封藏之本，精之处也，其华在发，其充在骨。"阐明了五脏六腑之精皆藏于肾，肾能生髓，髓能充骨。所以骨骼的生长、发育、衰退与肾之精气盛衰有着密切的联系。肾气旺盛则骨骼强劲，肾气衰退则骨骼脆弱，故肾虚是骨质疏松症发生的重要原因，人到中老年后，其五脏俱虚，尤以肾为甚，故常易发生骨质疏松症，正如《素问·痿论篇》指出："骨枯而髓减，发为骨痿。"本方用肉桂、附子、杜仲、鹿角胶温补肾阳、强健筋骨；熟地黄、枸杞、山茱萸、菟丝子滋补肾阴、填精补髓；黄芪、山药、当归、鸡血藤益气养血、健脾补肾；桃仁、红花、乳香、没药活血散瘀、伸筋止痛；甘草调和诸药，引药归经。诸药合用，共奏温补肾阳、滋补肾阴、活血祛瘀、通络止痛之功，使阴平阳秘、精充髓满、筋强骨健，故骨质疏松症自愈。[4]

2. 方某，女性，65 岁，于 1992 年 11 月 6 日就诊。诉腰背部疼痛 6 年余，活动后及清晨起床时疼痛较重，无双下肢放射痛。住院拍片示"骨质疏松"，予钙片及雌激素等治疗，症状未减。察面色白，腰椎棘突及椎旁广泛压痛，腰部各方面活动受限，舌质淡，舌边有瘀点，苔薄白，脉沉细。证属肾阳虚损，气血瘀滞。治予温补肾阳，化瘀通络，方宗右归丸加味蜜丸，每次 1 丸，日服 3 次。服药 1 个月，症状减轻。服至 4 个月，症状消失，X 线复查骨质密度明显增加，随访至今，未再复发。

**按**：肾衰是衰老的主要原因，瘀血是衰老的主要表现。骨质疏松、骨质量减少、相对血管窦增加、静脉充血、骨内压增高导致瘀血，疼痛与中医肾虚衰老血瘀证，久痛必瘀相符。故以右归丸为主方配入桃仁、红花、穿山甲、牛膝等以活血通络，从而达到补肾化瘀的目的。[6]

# 第四节　腰椎间盘突出症

椎间盘位于相邻两椎体之间，内、外两部构成，外部为纤维环，由多层呈环状排列的纤维软骨环组成，围绕在髓核的周围，可防止髓核向外突出，纤维坚韧而有弹性；内部为髓核，是一种富有弹性的胶状物质，有缓和冲击的作用。成年人，椎间盘发生退行性改变，纤维环中的纤维变粗，发生玻璃变性以致最后破裂，使椎间盘失去原有的弹性，不能担负原来承担的压力。在过度劳损，体位骤变，猛力动作或暴力撞击下，纤维环即可向外膨出，从而髓核也可经过破裂的纤维环的裂隙向外突出，这就是所谓的椎间盘突出。腰椎间盘突出症亦有称腰椎间盘纤维环破裂症、腰椎间盘脱出症、腰椎间软骨盘突出症、腰椎软骨板破裂症等称谓。虽然上述疾病名称和含义有所不同，当前仍较统一的称谓为：腰椎间盘突出症。中医学典籍中无腰椎间盘突出症之名，根据该病的临床表现，可归于"腰痛"、"腰腿痛"、"痹症"等范畴。

【临床应用】

袁氏等运用右归丸加减合硬膜外填充法治疗腰椎间盘突出症（ASA）63 例，取得较好效果。方法：将 189 例，ASAI－Ⅱ级，随机分为 3 组，各组 63 例。A 组：用硬膜外填充法治疗；B 组：用右归丸治疗；C 组：用右归丸合硬膜外填充法治疗。以疼痛作为治疗效果的观察指标，采用 VAS 评分（视觉模拟评分法），评价治疗效果及两年内的复发率，分别为治愈、好转、无效。结果：C 组治疗与 A、B 组相比，起效快，病程时间短，复发率低，疗效高；A 组复发率高于 C、B 组；B 组治疗时间长。结论：治疗腰椎间盘突出以右归丸合硬膜外填充法效果好。用右归丸治疗基本方：山茱萸 15g，川厚朴 15g，熟地黄 20g，炙甘草 5g，怀山药 15g，枸杞子 15g，续断 15g，桑寄生 15g。阳虚型加附子（先煎）5g、肉桂（后下）5g；阴虚型加当归 15g、龟板 15g、生地 15g、玄参 15g；气虚型加黄芪 20g、党参 15g、白术 10g、升麻 5g；气滞血瘀型加乳香 5g、没药 5g、桃仁 10g、红花 5g、丹参 15g；剧痛、坐、立、睡不安者（根性神经痛）加全蝎（冲服）5g、土鳖虫 10g、僵蚕 10g、地龙 15g、香附 10g、麻黄 3g。湿热型：黄柏 10g、龙胆 10g、薏苡仁 15g、车前子（布包煎）15g、防己 10g；寒湿困脾型加苍术 10g、肉豆蔻 15g、砂仁 10g；下肢麻木加牛膝 10g、制南星 10g、鸡血藤 15g。1 日 1 剂，早晚分服。服药期间禁食白萝卜。[6]

# 参考文献

[1] 曹健. 右归丸为主治疗髌骨软化症 46 例. 宁夏医学院学报, 2001, 23 (3): 220 – 221

[2] 陈启孟. 右归丸加减治疗骨折延迟愈合 31 例. 浙江中医院学报, 2005, 29 (2): 33

[3] 许正发, 代玉金. 右归丸治疗骨质疏松症 96 例. 国医论坛, 2002, 17 (2): 50

[4] 华刚, 管爱芬, 张敏. 右归丸加减治疗骨质疏松症 82 例. 四川中医, 2008, 26 (4): 105

[5] 赖绍斌, 张良荣. 补肾化瘀法治疗骨质疏松性腰背痛 136 例. 福建中医药, 1999, 30 (1): 29 – 30

[6] 袁在斌. 右归丸加减合硬膜外填充法治疗腰椎间盘突出症 63 例临床观察. 中医药导报, 2007, 13 (5): 49 – 50

# 第三章

# 妇 科 病 证

## 第一节 月经病

### 一、崩漏

妇女不在行经期间阴道突然大量出血，或淋漓下血不断者，称为"崩漏"，前者称为"崩中"，后者称为"漏下"。若经期延长达 2 周以上者，应届崩漏范畴，称为"经崩"或"经漏"。一般突然出血，来势急，血量多的叫崩；淋漓下血，来势缓，血量少的叫漏。崩与漏的出血情况虽不相同，但其发病机制是一致的，而且在疾病发展过程中常相互转化，如血崩日久，气血耗伤，可变成漏，久漏不止，病势日进，也能成崩，所以临床上常常崩漏并称。正如《济生方》说："崩漏之病，本乎一证，轻者谓之漏下，甚者谓之崩中。"本病属常见病，常因崩与漏交替，因果相干，致使病变缠绵难愈，成为妇科的疑难重症。本病相当于西医学无排卵型功能失调性子宫出血病。生殖器炎症和某些生殖器肿瘤引起的不规则阴道出血亦可参照本病辨证治疗。主要病机是冲任损伤，不能制约经血。引起冲任不固的常见原因有肾虚、脾虚、血热和血瘀。崩漏以无周期性的阴道出血为辨证要点，临证时结合出血的量、色、质变化和全身证候辨明寒、热、虚、实。治疗应根据病情的缓急轻重、出血的久暂，采用"急则治其标，缓则治其本"的原则，灵活运用塞流、澄源、复旧三法。

【临床应用】

1. 刘氏等运用右归丸加减治疗少女崩漏 30 例，效果较好。30 例均为门诊病例，年龄最小 12 岁，最大 18 岁。初诊时均作全面体检，排除器质性病变。病程最短的 50 日，最长 3 年。临床辨证肾虚型 16 例，脾虚型 7 例，血瘀型 4 例，血热型 3 例。以右归丸加减治疗：熟地黄 15g，山药 15g，山茱萸 15g，枸杞子 15g，鹿角胶（烊化）10g，菟丝子 15g，当归 15g，炒杜仲 15g，肉桂（后下）6g，制黑附子（先煎）3g，血余炭（包煎）6g，升麻 6g，炙甘草 10g。肾阳虚型原方治疗；肾阴虚型减黑附子、肉桂，加西洋参6g；脾虚型加人参12g，炒白术15g，砂仁12g（后下）；血瘀型减熟地黄、山茱萸，加乌贼骨15g，三七6g，茜草炭15g；血热型减肉桂、黑附子、熟地黄，加生地炭15g，黄芩15g，栀子炭15g，地榆炭15g。在大出血时肉桂、黑附子要慎用。药量随年龄、体重而加减。每日1剂，水煎服，每日2次。以崩漏停止，停药6月不复发为痊愈。28例治愈，2例大出血转西医治疗。10剂以内治愈8例；20剂以内治愈14例，30剂以内治愈6例。[1]

2. 李氏等运用中药分期治疗青春期功能性子宫出血38例，出血期采用活血化瘀法，使子宫内膜迅速脱落，以止血塞流，继用补肾法，以澄源复旧，收到满意疗效。38例患者年龄13~24岁，均未婚，病程14天~2年。出血期采用生化汤加味：当归20g，川芎10g，桃仁10g，炮姜5g，甘草5g，益母草15g，蒲黄10g，三七5g，每日1剂。量多如注者，先用人参10g，黄芪15g，阿胶10g，三七5g，以固脱止血，待血减少，再加用上方；兼见面色苍白、肢体乏力、脉虚无力，加人参10g，黄芪15g；腰膝酸软，头晕耳鸣，加川续断10g，杜仲10g；口干心烦，苔黄脉数，加黄芩炭10g，炒栀子10g。血止后，用右归丸加减：熟地黄20g，山药10g，山茱萸10g，枸杞子15g，菟丝子15g，杜仲15g，当归10g，淫羊藿10g，仙茅10g，人参10g，黄芪15g，甘草10g，每日1剂。偏阴虚者，减仙茅、淫羊藿，加墨旱莲10g，女贞子10g；偏气虚者，重用黄芪25g，白术15g。3个月经周期为1个疗程。结果痊愈21例，好转15例，无效2例，总有效率94.7%。[2]

【病案举例】

1. 蒋某，女，16岁。2003年1月3日就诊。阴道出血2年余，时多时少，近6日出血量增大，日换卫生巾4次，色淡质清、胃寒肢冷、面色晦暗、腰膝酸软、气短神疲、饮食不佳、大便溏薄、舌淡苔薄、脉沉弱。化验结果：白细胞：$3.8 \times 10^9$/L，红细胞：$2.6 \times 10^{12}$/L，血红蛋白：60g/L，血小板：$65 \times 10^9$/L。B超检查未发现异常。其母代述：患者12岁时月经初潮，40~90日一行，量不多，3~6日即净。2000年5月6日，月经来潮5日后，突然大出血，约300ml左右，立即送县医院治疗，输入500ml全血，住院3日，不见好转，家人着急，又转入省某医院治疗，住院30日，病情稳定，出院后继用乙烯雌酚、黄体酮，行3个月的人工周期疗法，其间月经正常。停药后月经已来，又淋漓不止，在当地医院予宫血宁、安络血、维生素K、乙烯雌酚等药物治疗，未见大出血，但淋漓不断。每月只有3~5日的干净时间。一直到就诊时，已持续2年多。根据临床表现，诊断为肾脾阳虚、气血亏损型崩

漏。治则温补肾脾，填精补血，调经止血。方用右归丸加减：熟地黄
15g，山药15g，山茱萸15g，枸杞子15g，鹿角胶（烊化）10g，菟丝子
15g，当归15g，炒杜仲15g，人参12g，炒白术15g，砂仁（后下）
12g，肉桂（后下）6g，炙黑附子（先煎）3g，血余炭（包煎）6g，升
麻6g，炙甘草10g。上方取3剂，水煎服，忌辛辣、生冷食物，注意休
息。1月8日复诊，出血减少，日换卫生巾1次，饮食转佳，欲食油腻
食物，精神清爽，他症同前。续按原方取药3剂。1月12日复诊，出血
全止，上述症状均好转，原方减血余炭、升麻，又取20剂。1月后月
经来潮正常，经期5日，临床检查、化验各种指标均正常。随访至今未
复发。[1]

2. 冯某某，女，20岁，未婚。1992年4月20日初诊。近3个月
来，月经周期不定，量多如崩，经行旬日未净，色淡红、质清，伴腰酸
头晕，纳差，面色晦暗，畏寒肢冷，小便清长，舌淡、苔薄白，脉细
弱。中医辨证属肾气不足，肾阳虚弱，封藏不固，冲任失约所致崩漏。
治宜温肾固冲，止血调经。处方：制附子（先煎）10g，肉桂2g，当归
5g，熟地黄20g，砂仁5g，山药25g，枸杞子10g，菟丝子10g，鹿角胶
（烊化）9g，杜仲10g，覆盆子10g，山茱萸10g。服5剂后，血已止，
舌脉如前，效不更方，再进2剂，精神转佳，饮食大增，诸症皆安，随
访1年未再发作。[3]

## 二、月经过少

月经周期正常，经量明显少于既往，经期不足2天，甚或点滴即净
者，称"月经过少"，亦称"经水涩少"、"经量过少"。本病相当于西
医学性腺功能低下、子宫内膜结核、炎症或刮宫过深等引起的月经过
少。月经过少伴月经后期者，可发展为闭经。本病属器质性病变者，病
程较长，疗效较差。病机主要为精亏血少，冲任气血不足，或寒凝瘀
阻，冲任气血不畅，血海满溢不多而致。常见的分型有肾虚、血虚、血
寒和血瘀。

【临床应用】

段氏等运用右归丸加减治疗月经过少56例，取得较好疗效。56组
例中，年龄最小的16岁，最大45岁，平均年龄33岁；病程最短的3
个月，最长15个月。全部病例均排除妊娠及生殖器结核病引起的月经
过少。治疗以右归丸加减：熟地黄20g，山茱肉、山药、杜仲、鹿角
片、枸杞子各15g，当归10g，菟丝子30g，附子、肉桂各6g。若肾虚兼
有血瘀，经血色暗有小块，或经行腹胀痛，在补肾的基础上加活血化瘀

之丹参、鸡血藤各 30g；脾虚食少者，酌加炒白术、茯苓、党参、鸡内金、砂仁；形寒肢冷者，酌加淫羊藿、人参；夜尿频数者，酌加益智仁、桑螵蛸；心悸失眠者，酌加炒枣仁、五味子；兼少腹冷痛者，酌加吴茱萸，并加重肉桂用量。以治疗后月经经期恢复正常，月经周期、经量均正常为痊愈；以治疗后月经经期恢复正常，月经周期、经量基本正常为显效；以治疗后经期缩短，周期、经量有所改变为有效；以治疗后经期、周期、经量均无改变为无效。治疗结果：56 例中临床治愈 45 例，占 80.35%，显效 6 例，有效 4 例，无效 1 例，总有效率 98.20%。[4]

**【病案举例】**

黄某，女，24 岁。于 2006 年 5 月 4 日就诊。月经量少伴后期 4 年；既往月经规律，近 4 年月经 7/（30~45）日，经量较前减少一半。血色暗红，质稀，伴腰酸，面色淡暗，怕冷，末次月经 2006 年 4 月 27 日，舌淡苔白，脉沉细。辨证为肾气不足，精亏血少。治以补肾益精，养血调经；处方熟地黄 20g，山萸肉、山药、杜仲、鹿角片、枸杞子各 15g，附子、肉桂各 6g，白芍、川芎、香附、当归、巴戟天各 10g，菟丝子 30g，沉香 4g。水煎服，200ml，2 日，服药 11 剂，月经于 5 月 25 日如期来潮，经量增多，色鲜红。前方加减巩固 3 个月，随访 3 个月，周期、经量、经色均正常。

**按：** 中医认为月经产生是"经水出诸肾"且"肾主生殖"。肾气盛则天癸至，既而任通冲盛，血溢胞宫，月经来潮。肾为水火之脏，元气所聚，为元阳之根本。肾藏精，肾虚精气不足，无精化血，冲任失养，月经源流匮乏，血海不盈故发月经过少。肾气对月经经量、月经周期起着重要作用，具有特殊地位，故月经过少患者多因肾气虚损所致，因此补肾益气是治疗关键。笔者跟随导师诊治本病，亦体会到本病肾气虚为本，故补肾是关键，治宜"益火之源，以培右肾之元阳"。选用《景岳全书》的右归丸加减以补肾益气，填精益髓。方中附子、肉桂、鹿角霜培补肾中之元阳；熟地黄、山萸肉滋阴补肾；菟丝子、杜仲补肝肾，强腰膝；当归、白芍养血和血，与补肾之品相配，以补养精血。另补肾调经的同时，加入活血通经之品，可改善循环，增加卵巢血液量，激发成熟的卵泡排卵促进黄体发育。故此方在治疗月经过少病证中均能收到良好疗效，使其精充血旺，月经恢复正常。[4]

三、闭经

女子年逾 18 周岁，月经尚未来潮，或月经来潮后又中断 6 个月以上者，称为"闭经"，前者称原发性闭经，后者称继发性闭经。古称

"女子不月"、"月事不来"、"经水不通"、"经闭"等。妊娠期、哺乳期或更年期的月经停闭属生理现象，不作闭经论，有的少女初潮2年内偶尔出现月经停闭现象，可不予治疗。本病属难治之症，病程较长，疗效较差，因此，必要时应采用多种方法综合治疗以提高疗效。因先天性生殖器官缺如，或后天器质性损伤致无月经者，药物治疗难以奏效。病机主要是冲任气血失调，有虚、实两个方面，虚者由于冲任亏败，源断其流；实者因邪气阻隔冲任，经血不通。导致闭经的病因复杂，有先天因素，也有后天获得，可由月经不调发展而来，也有因他病致闭经者。常见的分型有肾虚、脾虚、血虚、气滞血瘀、寒凝血瘀和痰湿阻滞。

**【病案举例】**

1. 李某，女，28岁，1993年11月来诊。3年前初产，产时大出血，出现休克，后经输血、止血、补液等综合治疗，脱离危险，但一直头晕乏力、畏寒、纳差、乳汁分泌量少质稀，哺乳期后月经一直未潮，并出现毛发脱落、阴户干涩、性欲减退。曾多次到医院检查，确诊为"席汉综合征"，曾用激素类药及活血通经中药治疗，效果不佳。刻下患者诸症同前，查舌质淡苔白，脉沉迟无力。结合病因，证属气血骤失，冲任损伤，胞脉失煦，致经闭带涩。治当峻补气血、填精充髓。方以右归丸加减：熟地黄、生黄芪各30g，山药、山茱萸、菟丝子各15g，枸杞、当归、仙茅、淫羊藿各12g，附片6g。日1剂，2次口服；并以紫河车粉、鹿角胶、冬虫夏草以3:2:1比例共研细末配服，每服3g，日2次，以补奇经。服1月后，患者形体渐丰，诸症减轻。后以上方为主，2日1剂，计服药1年余，患者月经正常、带下润泽。

**按**：经、带是成熟女性正常的生理现象，皆源于冲任，受带脉的约束，赖肾气的充盛、脾气的健运、肝气的疏调，方可"月事以时下"，"津津常润者谓之带"。经为定候，带为常候，标志着体内气血阴阳的周期性变化。起着润泽阴户、防御外邪的作用。病理情况下，由于多种原因的影响引起脾、肾、肝脏腑功能的失常，气血失调，导致冲任损伤，使经、带在期、量、血、质上发生变化。[5]

2. 王某某，女，40岁，已婚。1989年7月4日初诊。1987年6月月经量少，至1988年3月，腰酸如折，小腹冷感，月经停闭，白带清冷而量多质稀，小便频数清长又以夜间为甚，大便溏薄，舌质淡、苔薄白，脉沉迟。中医辨证属肾阳虚弱。阳气不达，阳虚生寒，虚寒滞血而致经闭；肾阳虚弱，带脉失约，任脉不固而致带下。遵先辈调经先止带论，治宜温肾培元，固涩止带以调经。处方：制附子（先煎）10g，肉桂10g，山药25g，熟地黄10g，山茱萸10g，枸杞子10g，鹿角胶（烊化）2g，杜仲 10g，当归 10g，菟丝子 20g，牛膝 20g，桑螵蛸 10g。水煎服 8 剂。再诊（7 月 12 日），患者服药后，带下止，上方去桑螵蛸，3 剂水煎服。三诊（7 月 14 日），服上方 2 剂，月经已通，色暗红，量少。以后经前 9 日均服上方，经调理数月，月经恢复正常。[1]

## 四、经行泄泻

值经前或经期大便泄泻，经净自止者，称为"经行泄泻"，亦称"经来泄泻"。本病属西医学经前期紧张综合征范畴。主要发病机制是脾肾阳气不足，运化失司，值经期血气下注冲任，脾肾愈虚而发生泄泻。素体脾虚，或忧思劳倦，饮食不节。脾气受损，经行之际，气血下注冲任，脾气更虚，运化失司，故水湿内停，下走大肠，遂致泄泻。素禀肾虚，或房劳多产，命门火衰，经行之际，气血下注冲任，命火愈衰，不能上温于脾，脾失健运，遂致泄泻。

【临床应用】

张氏等运用右归丸治疗经行泄泻 19 例，收到较好的效果。19 例病人均为诊病人，临床表现为经行泄泻，随月经周期发生，经停泄止，无明显腹痛，大便不臭，无脓血，泄下物多为水谷不化之残渣，或溏便。年龄最小者 31 岁，最大者 46 岁，平均 38.5 岁。病程最短者 5 个月，最长者 2 年余（31 个月）。于每次月经过后 15 日开始服药。基本方为右归丸加减：熟地黄 24g，山药、枸杞子、鹿角胶、菟丝子、杜仲各 12g，山茱萸、当归各 9g，肉桂、制附子各 6g。可酌加党参、五味子、白芍、茯苓、薏苡仁、白术等以益气养血。若肝郁明显者去肉桂、制附子，加白芍 15g、柴胡 9g、陈皮 12g 以柔肝解郁；若久泻不止，中气下陷，加赤石脂 15g、干姜 6g、粳米 12g 以固涩止泻。每日 1 剂，水煎分服。10 天为 1 疗程，连用 2 个周期。治疗期间嘱患者节饮食，忌食生冷、油腻之品。结果治愈 12 例，好转 5 例，无效 2 例。总有效率 89.47%。随访 2 年仅有 3 例因恣食生冷、饮食不节而复发。[6]

【病案举例】

1. 俞某某，女，41 岁，1999 年 9 月 17 日初诊。患者于 1 年前出现经来泄泻，泄泻清稀，甚如水样，或完谷不化，日行数次，无腹疼痛，经行量少，质稀色淡，伴有形寒肢冷，腰膝酸软，神疲乏力，小便清长，舌淡苔白，脉沉无力。诊断为经行泄泻。证属肾阳亏虚所致。以补肾温阳，固涩止泻为治。药用熟地黄、山药、党参各 20g，山茱萸 10g，枸杞子 12g，菟丝子、当归、五味子、茯苓各 15g，肉桂、制附子各 6g，白术 30g。嘱其经后 15 天开始服药，连服 10 日，每日 1 剂，水煎分服。

1月后复诊，药后经行泄泻次数明显减少，便转溏，经行色鲜红，量、质中等，形寒肢冷、腰膝酸软、小便清长等症明显好转，舌淡苔白，脉沉。上方去枸杞、当归、制附子，加茯苓、陈皮各15g，柴胡9g，薏苡仁12g，嘱下一周期继服10日。三诊时，诸症皆除，嘱其节饮食，忌生冷油腻。随访半年未见反复。[6]

2. 靖某，女，37岁，1999年7月14日初诊。患者半年前因经期受凉出现经行腹泻，泄泻清稀，完谷不化，日10余次，少腹冷痛，经行质稀色淡，伴有肢寒畏冷，神疲肢倦，多梦易醒，舌淡边有齿痕，苔薄白，脉沉细。诊断为经行泄泻。证属肾阳亏虚所致。治以补肾温阳，固涩止泻。药用熟地黄、茯苓、白术各20g，山茱萸12g，山药30g，菟丝子、五味子各16g，当归15g，肉桂、制附子各6g，白芍18g，泽泻12g，甘草9g。嘱其经后15天开始服药，连服10日，每日1剂，水煎分服。1月后复诊，药后经行泄泻次数明显减少，大便基本成形，经行色鲜红，量、质中等，肢寒畏冷，神疲肢倦，少腹冷痛等症明显好转，多梦易醒，舌淡苔白，脉沉。前方去制附子、泽泻，加远志、酸枣仁各15g，薏仁12g，嘱下一周期继服10日。三诊时，诸症皆除，嘱其节饮食，忌生冷油腻，调情志。随访半年未见复发。

**按**：中医认为妇女多阴盛阳虚之体，经期最易受邪。肾阳为诸阳之本，秉赋不足，或后天失养，致脾肾阳虚，经行多伤精血而致肝血亏虚。经行泄泻，多由于脾肾阳虚，命门火衰，脾失温煦，运化失常而致泄泻。其主要病机为脾肾阳虚，精血不足。右归丸出自《景岳全书》，具有温补肾阳、填精补血之功效，本方在原书主治"元阳不足，先天禀衰，以致命门火衰，不能生土，而为脾胃虚寒"的基础上减去"三泻"（茯苓、泽泻、丹皮），增加鹿角胶、菟丝子、杜仲、杞子而成，加强补益肾中阴阳的作用。培补肾中元阳，必须"阴中求阳"，即在培补肾阳中配伍滋阴填精之品，方具有培补元阳之效。方中肉桂、附子加血肉有情之鹿角胶均为温补肾阳、填精补髓之品，熟地黄、山茱萸、山药、菟丝子、枸杞子、杜仲俱为滋阴益肾、养肝补脾而设，更加当归养肝。诸药配伍，共成温阳补肾、填精补血以收培补肾中元阳之效，用其辨证治疗经行泄泻（脾肾阳虚型）属药证合拍，既温补脾肾之阳虚，又滋经行之精血受损，故可取得比较满意的疗效。[6]

# 第二节　其他妇科杂病

## 一、不孕症

女子婚后夫妇同居 2 年以上，配偶生殖功能正常，未避孕而未受孕者，或曾孕育过，未避孕又 2 年以上未再受孕者，称为"不孕症"，前者称为"原发性不孕症"，后者称为"继发性不孕症"。古称前者为"全不产"，后者为"断绪"。西医学认为女性原因引起的不孕症，主要与排卵功能障碍、盆腔炎症、盆腔肿瘤和生殖器官畸形等疾病有关。中医学对女性先天生理缺陷和畸形的不孕总结了五种不宜——"五不女"，即螺（又作骡）、纹、鼓、角、脉五种，其中除脉之外，均非药物治疗所能奏效的。男女双方在肾气盛，天癸至，任通冲盛的条件下，女子月事以时下，男子精气溢泻，两性相合，便可媾成胎孕，可见不孕主要与肾气不足，冲任气血失调有关。临床常见有肾虚、肝郁、痰湿、血瘀等类型。治疗重点是温养肾气，调理气血，使经调病除，则胎孕可成。此外，还须情志舒畅，房事有节，择纲组的候而合阴阳，以利于成孕。

**【临床应用】**

杜氏等运用右归丸加枸橼酸氯米芬治疗不孕症 30 例，收到一定的疗效。并与单纯口服枸橼酸氯米芬治疗的 30 例进行了比较。患者均为：婚后夫妇同居两年以上，配偶生殖功能正常，未避孕而不受孕者，经检查为排卵功能异常，临床常见有月经后期，量少色淡、神疲色萎，形寒肢冷，腰膝酸软，带下清稀，性欲淡薄，舌质淡、苔薄白，脉细等一派肾阳不足之象。根据以上症状与体征，设治疗组与对照组，每组随机选择 30 例。治疗组：从月经第 5 天起口服枸橼酸氯米芬 50 ~ 150mg，1 次/日 × 5 天；停药后 5 天给予右归丸，水煎服，2 次/日 × 14 天。药物组成：熟地黄 10g，山茱萸 10g，山药 10g，杜仲 10g，枸杞子 10g，菟丝子 10g，鹿角胶（烊化）10g，当归 10g，肉桂（后下）3g，制附子（先煎）5g。服药期间测基础体温，观察排卵及受孕情况，如高温期 > 20 天即有受孕可能，再结合尿妊娠试验作出早孕诊断。对照组：单纯口服枸橼酸氯米芬，具体服法如治疗组。以患者在 1 ~ 3 个疗程中受孕为有效，经连续治疗 3 个疗程未受孕者为无效。结果：治疗组 30 例中有效 19 例，无效 11 例，有效率为 63%；对照组 30 例中有效 10 例，无效 20 例，有效率为 33%。经 $X^2$ 检验，$P < 0.05$，两者有显著差异。[7]

**【病案举例】**

张某，女，30岁。1997年5月14日初诊。婚后4年不孕。月经16岁初潮，经期5~8日，周期32~40日，末次月经1997年4月8日，经色紫暗有血块，经行小腹冷痛，腰痛如折，得温稍缓，曾服月月舒疗效不著。平素失眠，多梦，乏力，心烦易怒，带下清稀、量多，性欲冷淡。刻诊：口干欲冷饮，但饮后腹痛，口燥不解，行经期尤甚，手足不温，掌心热，月经延期，舌质淡，苔薄白，脉沉。B超显示子宫、附件未见明显异常。其夫检查无异常。诊为肾阳虚不孕证（肾阳虚型）。治宜温肾暖宫，引火归源。予右归丸加减：熟地黄20g，山茱萸10g，枸杞子15g，山药15g，当归10g，川芎15g，杜仲20g，巴戟天10g，鹿角胶（烊）10g，制附子（先煎）15g，肉桂10g，菟丝子10g，香附9g，水煎服，日1剂。7剂后月经来潮，诸恙悉减。遂以原方去川芎、香附、当归，附子倍量，加远志20g，茯神15g，续服10剂后，以右归丸合柏子养心丸交替服用1个月。嘱患者调情畅志，解除顾虑。1997年09月26日复诊：坚持服药后3个月，精神可，睡眠佳，月经如期而至，经色、质、量无明显异常，诸症悉除。近1周来周身乏力，恶心呕吐，月经过期不至，查尿妊娠试验（+）。于1998年06月喜得一子。

**按：**女子不孕，多责之于肝、脾、肾三脏及冲任二经，肾阳虚弱，命门火衰，胞脉失于温煦，宫寒不能摄精，冲任不能荣肝故而不孕。正如清代妇科名医傅山所说"寒冰之地，不生草木，重阴之渊，不长鱼龙，今胞宫既寒，何能受孕"。本例以经行腰腹冷痛、带下清稀、性欲冷淡、舌淡苔白、脉沉为主症，故治以右归丸温补肾阳；但见口渴饮而燥不解，手足心热、失眠、乏力多梦，看似有热，实为肾阳虚衰，真寒内盛，格阳于上之征象，故在首服得效后加大附子用量，以引火归源；方中加茯神、远志，并嘱其调情畅志，意在交通心肾，调整内分泌；故以右归丸合柏子养心丸续服1个月以资巩固。[8]

## 二、多囊卵巢综合征

多囊卵巢综合征又称 S-L 综合征，是一种多以月经稀发、月经过少、继发闭经、无排卵、不孕、多毛、肥胖、卵巢多囊性增大为特征的综合征。S-L 综合征是育龄女性最常见的内分泌紊乱性疾病，典型表现为卵巢多囊性改变、高雄激素血症和黄体生成素（LH）/卵泡刺激素（FSH）比值增高，并常伴有随年龄增长而日益明显的胰岛素抵抗或高胰岛素血症和高脂血症。多囊卵巢综合征的发病原因迄今尚未统一，常考虑与肾上腺皮质功能亢进（肾上腺因素、细胞色素 P450C17A 调节机制失常、胰岛素样生长因子异常、肥胖）、遗传因素（X 染色体异常）、下丘脑－垂体功能失调等有关。情绪、环境的因素可能成为本病诱因。

中医无此病名，根据其临床表现，属中医"月经不调"、"闭经"、"不孕"、"癥瘕"等范畴。其病机为肾虚、痰凝、血瘀、肝郁、阴虚。肾虚，冲脉失养，以致月经后期甚至闭经或不孕；痰凝或血瘀，胞脉受阻，冲脉不通，故月经不调、不孕；肝郁化火或阴虚内热，热伤冲脉，冲脉失调则发生月经不调或不孕。

【临床应用】

陈氏等运用炔雌醇环丙孕酮配合右归丸加减治疗多囊卵巢综合征32 例，并与西药治疗的 31 例进行了比较。其方法是西药组以口服炔雌醇环丙孕酮治疗；中西药组在西药组的基础上，再加用中医辨证用药。本病分虚实两类，以虚为本。虚者以肾虚为主，表现为月经后期、量少、渐至闭经，并伴有头晕耳鸣、腰膝酸软。实者有三：除月经病变及不孕外，痰湿阻滞者以胸闷泛恶，肢倦乏力，或多痰，形体肥胖多毛，舌淡苔白腻为特点；气滞血瘀者以胸胁胀满，或经行腹痛拒按，舌质暗紫，或边有瘀点为特点；肝郁者以精神抑郁或胸胁、乳房胀满，面部痤疮或口苦咽干，苔薄黄，脉弦为特点。中药方取右归丸加减：熟地黄9g，山药 6g，山茱萸 3g，枸杞子 6g，杜仲 6g，肉桂 4g，制附子 9g，菟丝子 15g，鹿角胶 5g，当归 10g。痰湿阻滞型去鹿角胶、枸杞子，加半夏 9g，茯苓 15g，枳壳 6g，陈皮 6g；气滞血瘀型去制附子、杜仲，加桃仁 9g，红花 6g，乌药 9g，香附 9g；肝郁型去山药、杜仲，加柴胡 6g，白芍 9g，郁金 9g。每天 1 剂，水煎分 2 次服。于月经第 5 天起连服 15天为 1 个用药周期，3 个周期为 1 个疗程。观察治疗前、治疗 3 个周期后及停药后第 6 个周期，于月经来潮或撤退性出血 3~5 天，清晨空腹取血，分别测定血中内分泌激素：FSH、LH、催乳素、T、雌二醇。并同时行腹部盆腔 B 超检查，测量子宫及卵巢的 3 个径线、子宫内膜厚度及每侧卵巢内卵泡数目，按椭圆形公式计算子宫与卵巢体积。结果：治疗 3 个周期后两组患者的内分泌激素水平和 B 超检查指标均明显改善，但停药后第 6 周期，西药组又恢复到治疗前的水平和状况，而中西药组仍保持治疗后的水平和状况（$P < 0.01$），且月经恢复正常，排卵恢复及妊娠率明显高于西药组（$P < 0.01$）。可见中西医结合在治疗多囊卵巢综合征中不但能收到近期明显效果，而且能使疗效得到巩固。[9]

三、更年期综合征

更年期综合征是由雌激素水平下降而引起的一系列症状。更年期妇女，由于卵巢功能减退，垂体功能亢进，分泌过多的促性腺激素，引起植物神经功能紊乱，从而出现一系列程度不同的症状，如月经变化、面色潮红、心悸、失眠、乏力、抑郁、多虑、情绪不稳定，易激动，注意力难于集中等，称为"更年期综合征"。这些症状常参差出现，发作次数和时间无规律性，病程长短不一，短者数月，长者可迁延数年以至十数年不等。

中医称之为"经断前后诸证"，又称"经绝前后诸证"。本病的发生与绝经前后的生理特点有密切关系。妇女49岁前后，肾气由盛渐衰，天癸由少渐至衰竭，冲任二脉气血也随之而衰少，在此生理转折时期，受内外环境的影响，如素体阴阳有所偏胜偏衰，素性抑郁，宿有痼疾，或家庭、社会等环境改变，易导致肾阴阳失调而发病。"肾为先天之本"，又"五脏相移，穷必及肾"，故肾阴阳失调，每易波及其他脏腑，而其他脏腑病变，久则必然累及于肾，故本病之本在肾，常累及心、肝、脾等多脏、多经，致使本病证候复杂。临床常见的分型有肾阴虚和肾阳虚。

**【临床应用】**

张氏等运用右归丸加味治疗妇女更年期综合征100例，取得满意疗效，并与服用尼尔雌醇片治疗的60例进行了比较。160例更年期综合征患者随机分为两组，治疗组100例中，年龄41~53岁，平均46岁；病程6~48个月，平均18个月。对照组60例中，年龄42~55岁，平均45岁；病程10~46个月，平均16个月。两组患者一般资料相比无显著性差异（$P > 0.05$），具有可比性。患者均符合西医诊断标准，并有经断前后面色晦暗，精神萎靡不振，形寒肢冷，腰膝酸冷，经量或多或少、色淡或暗、有块，面浮肢肿，夜尿多或尿频失禁，或带下清稀，舌淡或胖嫩边有齿印，苔薄白，脉沉细无力等肾阳虚症状。治疗组用加味右归丸治疗，处方：熟地黄15g，山茱萸10g，枸杞子20g，附子10g，肉桂10g，干姜10g，鹿角胶（烊化）10g，杜仲15g，菟丝子15g，党参15g，白术10g，山药10g，当归15g，炙甘草10g。每日1剂，水煎分2次温服。对照组服用尼尔雌醇片，每次2mg，每2周1次。均30天为1个疗程。结果：治疗组100例中临床痊愈74例，显效16例，有效4例，无效6例，总有效率为94%；对照组60例中临床痊愈30例，显效11例，有效8例，无效11例，总有效率为81.67%。[10]

**【病案举例】**

邸某，女，52岁，退休干部。1998年03月12日初诊。末次月经1997年4月，经量多，色黑有块，经行小腹冷痛，腰痛难忍，经服止血、止痛药物血止痛减而闭经，渐出现情绪不稳，心烦，动则气喘，善恐易惊，惊则喘甚，四肢发冷，小便自遗。刻诊：精神萎靡，面色晦暗，纳差，便溏，舌质淡，苔薄白，脉细沉。既往曾患支气管哮喘病史3年，经治已愈10余年。查血、尿常规（－）；胸正位X线片示双侧支气管轻度扩张；B超查肝、胆、脾、胰、双肾、子宫、附件未见异常。肺部听诊呼吸音粗，未闻及干湿性啰音。诊为更年期综合征（肾阳虚型）。予右归丸合苏子降气汤加减：熟地黄20g，山茱萸15g，附子（先煎）9g，肉桂10g，紫苏子10g，前胡6g，麻黄3g，枸杞子15g，山药15g，甘草10g。服药同时配合心理疗法。服3剂得效，续服10剂恙悉减，未发惊喘，予右归丸合天王补心丹交替服以资巩固。

按：女子七七，肾气已衰。又绝经期失血量多，血虚阴衰则阳无以附，更加重肾阳虚之候；阳虚寒盛于内，浮阳发越于上，则见心烦，情绪不稳；肾不纳气，肺失宣降，心肾不交则善恐易惊，惊则气乱，故喘甚，四肢不温，小便自遗。以右归丸温补肾阳，合苏子降气汤降气平喘。更年期综合征是女性从生殖期向非生殖期过渡时期，由于卵巢功能衰退导致内分泌失调而发生的一组症候群。近年来国内外认为更年期综合征的产生，雌激素减少只是基础，社会环境因素、性格、心理因素等是导致机体各种障碍和不适的重要原因，故药物治疗同时配合心理疗法，以言语疏导，移情变气，通过语言交流，转移患者对疾病的注意力，排遣情思，改易心志，移易精气，变利气血，使之形成"精神内守"的正常状态。[8]

### 四、幼稚子宫

幼稚子宫又名子宫发育不良，系副中肾管汇合后短期内停止发育所致。青春期后子宫较正常小，宫颈呈圆锥形，相对较长，宫体与宫颈比例为1:1或2:3，主要由内分泌功能不良所致，特别是卵巢功能障碍引起雌激素、孕激素分泌不足所造成。临床症状以月经不规则、月经量偏少、痛经、不孕等为主。西医学主张小剂量雌激素加孕激素序贯用药治疗，连续应用4~6个周期，疗效不佳。

中医古籍无幼稚子宫病名，属"经闭"、"血枯"、"不孕"范畴。《素问·奇病论》有"胞脉出诸肾"之论。本病病机以肾虚为主，兼有痰湿、血瘀、血虚、肝郁、寒凝胞宫等。

【临床应用】

付氏等运用理中右归丸化裁治疗子宫发育不全6例，获得较好效果，6例患者均经妇科B超检查确诊为幼稚子宫。年龄最大32岁，最小 22 岁。6 例患者中月经过少者 4 例, 痛经 1 例, 月经周期不定 5 例, 原发性闭经 1 例。患者均有不同程度的纳差、四肢畏寒、腰膝无力、易汗出、时有白带等症状。妇科检查: 宫体小于正常成年女性, 宫颈占子宫全长比例超过 1:3。本组病例均以理中右归丸化裁治疗, 药物组成: 人参 10g, 白术 10g, 干姜 15g, 枸杞子 30g, 山药 30g, 熟地黄 20, 山茱萸 30g, 肉桂 10g, 制附子 10～30g, 杜仲 15g, 黄芪 15g, 鸡内金 15g, 淫羊藿 15g, 蛇床子 10g, 甘草 6g。水煎早晚两次分服, 日 1 剂。附子从小量开始, 先煎。以临床症状消失, 妇科检查及 B 超显示子宫大小恢复正常, 月经正常及孕育为治愈; 临床症状明显减轻, 妇科检查及 B 超显示子宫较治疗前有明显的增大, 经期、经量较前改善为好转。结果: 治愈 4 例, 好转 2 例。[11]

【病案举例】

于某, 女, 26 岁, 1994 年 2 月 7 日诊。自述月经自 14 岁初潮 1 次, 量极少, 时间短暂, 至今未见。经某医学院附院妇科检查及 B 超显示, 子宫小于正常成年女性的 2/3, 确诊为幼稚子宫。患者生长发育一般, 自觉气力不足, 手足发凉, 腰膝酸软, 舌淡少苔, 脉细无力。辨证属脾肾阳虚, 治宜温补脾肾之剂, 给以理中右归丸化裁治疗: 人参 10g, 白术 10g, 干姜 15g, 枸杞子 30g, 山药 30g, 熟地黄 20, 山茱萸 30g, 肉桂 10g, 制附子 10～30g, 杜仲 15g, 黄芪 15g, 鸡内金 15g, 淫羊藿 15g, 蛇床子 10g, 甘草 6g, 菟丝子 20g, 水煎早晚两次分服, 日 1 剂, 服药 60 余天, 临床症状消失, 妇科检查及 B 超显示子宫大小正常, 又服药至月经周期比较规律、血量中等后停药, 随访已怀孕。[11]

## 五、阴道干涩综合征

阴道干涩综合症是指妇女阴道分泌物显著减少的妇科杂症, 又称阴道干燥症, 特别地指在性爱过程中, 女性的阴道反应迟钝, 有性需求但阴道没有足够的分泌物, 造成性生活障碍。本病多于年龄、心理压力过大、炎症、内分泌失调等因素相关。中医学无此病名, 但从病机上认识此病实证多于阴道湿热相关, 虚证多于肝肾不足相连。治疗上则以清利湿热或补益肝肾为主。

【病案举例】

患者, 曹某某, 女, 37 岁, 1999 年 8 月 25 日初诊。阴道逐渐干燥 1 年余, 近 3 月性交时无分泌液, 痛苦异常, 月经延迟, 量少, 腰酸腿痛, 曾赴多家医院检查治疗无效。查: 形体强壮, 性情爽快, 膝下清冷, 舌苔薄白润滑, 脉沉细迟。诊断为肾阳亏损。拟右归丸加减。熟地黄 15g，枸杞子 12g，山茱萸肉 10g，山药 12g，茯苓 12g，杜仲 15g，淮牛膝 10g，附子 10g，肉桂（研冲）5g，菟丝子 10g，鹿角胶（蒸兑）10g。每日 1 剂，水煎服。服 10 剂后复诊，腰酸膝冷大减，阴道间有少许分泌液，续以原方加肉苁蓉、巴戟天、淫羊藿等，共计服 40 余剂，阴道湿润，月经正常。

**按：**女子在发育成熟期，阴道常分泌一种液体，如王孟英云："带下生而即有，津津常润，本非病也"。肾为先天之本，藏精，开窍于二阴，故五液皆归于精，而五精皆统于肾，阴液的分泌，视肾精的充盈而决定，近代刘奉五谓精液枯竭，外阴干枯，交媾困难。本例腰酸膝冷，苔白，脉沉，故以右归丸温补肾阳，使肾得温煦以蒸化水液而愈。[12]

## 六、同房遗尿

同房遗尿也称为"性交尿失禁"，是指在性交的过程中，患者尿液不自主的溢出的病证。遗尿可以发生在性交开始时，也可见于性兴奋及高潮期。性交尿失禁会对性生活产生不良影响，可致尿性皮炎，或因尿臭味影响情绪，压抑性兴奋，更因采用手术治疗引起的性交困难、性欲减退、抑郁或厌烦等，均可导致性功能障碍。本病与膀胱、阴道及尿道的肌肉无力，年龄，压力以及性交姿势等多种因素相关。中医无此病名，但从病因上讲多为肾气不固，治疗上多以补益肾气，固精缩尿为主。

**【病案举例】**

沙某，女性，42 岁，教师。1993 年 8 月就诊，诉每次性生活后即有尿遗出。无尿急、尿频、尿痛。性生活正常，无腰膝酸软，头晕及耳鸣，畏寒，肢冷等症。舌质淡，苔薄白，脉沉缓。患者虽无明显肾阳亏虚表现，据症、舌、脉综合分析，系属中医肾阳亏虚所致，拟温补肾阳，缩泉止遗为法则，取右归丸合缩泉丸改为汤剂加减治之。处方：熟地黄、怀山药、枸杞子、菟丝子、淫羊藿各 15g，益智仁、巴戟天、桑螵蛸各 12g，山萸肉、鹿角胶各 10g，淡附片、乌药各 6g. 嘱服 3 剂。药后效果颇佳，性生活后未出现遗尿，效不更方，继服原方 7 剂，以巩固疗效，并嘱平时服金匮肾气丸调治，适当节欲，以保肾中元阳。

**按：**同房遗尿证，临床颇为少见，该患者每于性生活后即发生遗尿，患者虽然无明显肾阳亏虚之见症，似乎无证可辨，就《素问·本输篇》曰："虚则遗尿，遗尿则补之"。但从肾主藏精，主二便开阖理论出发，可见本病病肾以气不充，从右归丸合缩泉丸加减治之。方中熟地黄、山茱萸肉、菟丝子、枸杞子，补肾益精；附子、淫羊藿、鹿角胶，巴戟天，温补肾阳，填精补髓；芍药，益智仁，山药为缩泉丸，温肾祛寒，固涩止遗。服后使肾气复，膀胱约束有权，达到主司开阖的目的，故而用之效如桴鼓。[13]

# 参考文献

[1] 刘汉明，刘文亮．右归丸加减治疗少女崩漏 30 例．河南中医，2004，24 (4)：70

[2] 李杨，张冰，占雷．中药分期治疗青春期功能性子宫出血 38 例．中医杂志，2006，47 (7)：521

[3] 刘道喜．右归丸的临床应用．江西中医药，1994，25 (5)：31

[4] 段玮玮，夏阳．右归丸加减治疗月经过少 56 例．陕西中医，2007，28 (11)：1464–1465

[5] 陈军．"经带同治"举隅．河南中医，1999，19 (5)：45

[6] 张宏亮．右归丸治疗经行泄泻 19 例．四川中医，2003，21 (5)：53

[7] 杜岚霞．右归丸加克罗米芬治疗不孕症 30 例．黑龙江中医药，2000，(5)：23

[8] 杨丽影．右归丸在妇科疾病中的应用体会．河北中医，2001，23 (8)：607–608

[9] 陈丽笙，周金汤．达英–35 配合右归丸加减治疗多囊卵巢综合征临床观察．中国中西医结合杂志，2005，25 (9)：794–796.

[10] 张金钊．右归丸加味治疗妇女更年期综合征 100 例．国医论坛，2005，20 (5)：32

[11] 付玉如，张淑华．理中右归丸化裁治疗幼稚子宫 6 例．山东中医杂志，1995，14 (8)：355

[12] 陈义范．从肾论治阴道干燥症验案 2 则．山西中医，2002，18 (5)：29.

[13] 陈素芝．同房遗尿治验．山西中医，1994，15 (6)：272

# 第四章

# 男科病证

## 第一节 阳痿

阳痿是临床上最常见的性功能障碍，通常指阴茎不能勃起，虽有勃起但不坚硬，或不能维持以致无法完成性交的病证。其中以功能性阳痿多见，一般认为与精神或心理因素有关。现代西医学运用心理治疗、药物及手术治疗等法，但均有一定的适应范围和局限性。

中医对本病早有认识，古代称之阴痿。在汉代马王堆医书中有不少治阴痿方法。《黄帝内经》记载了"阴器不用"、"宗筋弛纵"等类似病名，其病因病机有"气大衰而不起不用"，"热则筋弛纵不收，阴痿不用"，有虚实两个方面。同时代的《神农本草经》中所载能治阳痿的药物达数十种。晋唐时代，不少医者进一步认识到劳伤致肾虚的机制，《千金方》、《外台秘要》等载有大量补肾治阳痿的方剂。宋元时期，一些医者突破了前人从肾虚立论的框框，发掘出从实证、热证辨治的理法方药。到了明清，本病被正式定名为阳痿，并形成理法较全面、方药较完备的辨治体系。本病的主要病因病机集中在火衰、阴亏、肝郁、瘀阻、湿热几个方面。治疗以温补命门，滋阴补肾，疏肝解郁，活血通窍，清利湿热之法为主。

【临床应用】

1. 杨氏等应用《景岳全书》右归丸加蛇床子治疗中老年肾阳虚阳痿46例，收效良好，与同期单纯应用右归丸治疗的相似病例42例比较，有显著差异。88例均为本院门诊病人，年龄为29～63岁，平均48.3岁；病程3个月～14年。均经多项检查排除生殖器官器质性病变，合并前列腺增生者19例。标准辨证为肾阳虚阳痿。多数病人使用过多种中西药治疗，其中57例曾使用甲基睾丸素、丙酸睾丸酮治疗1～3个月未获显效。88例随机分为治疗组46例和对照组42例。对照组用右归丸，熟地黄24g，山药、菟丝子、鹿角胶（另烊）各12g，山茱萸、全当归各9g，枸杞子18g，炒杜仲15g，制附子、肉桂各4.5g。治疗组在上方的基础上加蛇床子30g。均每日1剂，水煎分服，2周为1个疗程，连用 3 个疗程。嘱患者戒烟、酒，并讲授性知识。疗效及测量带测定阴茎夜间勃起状况结果。治疗组有效率为 87.0%，对照组为 59.5%，治疗组疗效与对照组比较 $P < 0.01$；测量带断裂情况与对照组比较 $P < 0.05$，治疗组疗效优于对照组，两组服药期间除个别患者有口苦、口干外，未见有其他明显不良反应及副作用。[1]

2. 朱氏等观察了右归丸加味对阴茎勃起功能障碍（ED）患者阴茎勃起的改善情况。选择以勃起功能障碍为主诉、经临床检查诊断为功能性 ED 的患者共 50 例。随机分为治疗组 30 例，对照组 20 例，分别口服右归丸加味和五子衍宗丸汤剂，每日 1 剂，水煎分服，2 周为 1 个疗程，连用 3 个疗程，用 IIEF-5 评分作为评估疗效指标。结果：右归丸加味组总有效率为 63.33%，五子衍宗丸组总有效率为 25.00%。2 组比较，差异具有显著性（$P < 0.01$）。说明右归丸加味治疗 ED 疗效满意。[2]

3. 顾氏等运用右归丸合狗肾粉治疗阴茎勃起功能障碍，属命门火衰证者 50 例，取得满意效果。方法应用右归丸和狗肾粉联合进行治疗。右归丸为每日口服 3 次，每次 9g；狗肾粉为每日口服 3 次，每次 5g，二药同时服用。1 个月为 1 个疗程，每疗程结束进行疗效评定，共治疗观察 3 个疗程。治疗期间，停用其他药物和治法。结果：近期治愈 25 例（50%），有效 16 例（32%），无效 9 例（18%）。总有效率为 82%。[3]

【病案举例】

1. 于某，男，41 岁，1993 年 12 月 9 日初诊。阳痿不举，性欲淡漠 3 年。每年仲冬发病，至翌年春 3 月不治自愈，如是 3 年，周而复始，病情逐年加重，患者素无宿疾，饮食正常，二便均调。惟精神抑郁，腰膝酸软，畏寒喜暖，舌红苔白润，脉沉迟。证属肾阳不足，命门火衰，肝失条达所致。治宜温肾壮阳，佐以疏肝达郁，方用右归丸加减。处方：熟地黄 20g，山药、鹿角胶、枸杞子、杜仲各 12g，山茱萸肉、当归、肉桂、附子、巴戟天、柴胡各 10g，菟丝子、淫羊藿各 15g，升麻 6g。水煎服，每日 1 剂。药进 6 剂，阳事可举，勉强可行房事，他症亦明显好转。继服 10 剂，阳举坚挺，病去若失。后以龟龄集、金匮肾气丸调理月余，以冀巩固。2 年后随访，夫妻生活和谐如初，虽隆冬之季亦无碍矣。

按：本例发病有明显的季节性。冬季阳气敛藏，阴气偏盛。患者素体阳虚，时至冬季，元阳愈愈，更兼久痿不举，夫妻不睦，精神受挫，更难举事。故用右归丸加巴戟天、淫羊藿峻补元阳；柴胡、升麻疏利气机，交泰阴阳，痿证随除。[4]

2. 张某，男，52 岁，1998 年 7 月 21 日初诊。述 2 年前即出现阴茎勃起不坚，后渐加重，从去年始完全不能勃起，各种检查未见明显异常，用"男宝"等药治疗无效，半年前开始服用甲基睾丸素治疗，每日 10mg，连用 2 个月，自觉欲念增强但仍阳痿不举而停服。近两年夜尿频多且清长，诊见舌质淡胖，苔白润，脉沉弱，测量带测试结果为无断裂。诊断为肾阳虚阳痿，给右归丸加蛇床子治疗，服药 19 天后自感欲念日增，清晨常有勃起但排尿后即萎软。服药 27 天后出现坚硬勃起，每日 2~3 次，夜尿明显减少，测量带测定结果为红、黄、蓝 3 档全断。第 29 天起恢复房事，性事正常，嘱其节制房事，继续服药 1 个疗程，随访至今正常。

**按**：中老年阳痿大多数属功能性病变，主要是由于性功能减退所致，治当温肾壮阳，培补命门，常选右归丸、赞育丹等治疗。蛇床子为温补肾阳之要药，习用于治疗阳痿，《医心方》即有用蛇床子治疗阳痿的记载。现代研究证实，蛇床子具有雄性激素样作用，且效力强于淫羊藿，更胜于蛤蚧与海马。蛇床子与右归丸合用，既能温肾壮阳，又能养血滋阴，以达到阴阳相济的目的，所谓"阳得阴助则生化无穷"。[1]

3. 男患者，30 岁，农民。患者婚前手淫成习，婚后房事不节，致阳痿不举。近 2 年来性生活难以进行，虽经多方治疗，其效不显而求诊。患者身体羸弱，外生殖器发育正常，常头晕乏力，面色㿠白，腰膝酸软，邮票试验阳性，舌淡，苔薄白，脉象沉细而弱。证属肾精亏损，元阳不足。方用右归丸加阳起石、韭菜子、制马钱子，淫羊藿以益肾填精，温补元阳。半月后患者性欲增强，勃起坚硬，邮票试验阴性。方药契中病机，遂嘱其节制房事，续用前方 3 个月以固疗效。

**按**：张景岳云"肾脏藏精之府也"，"肾脏者，主先天真一之气，北门锁钥之司也"。说明肾为先天之本，藏真阴而寓元阳，只宜固藏，不宜泄露，故男科疾病，主要责之于肾，而肾之虚证，又往往多于实证。因此男科疾病中只要伴有面色㿠白，腰膝酸软，头晕耳鸣，形寒肢冷，舌质淡白，脉象沉细等一派肾阳不足之症，即可用右归丸为主方治之。[5]

# 第二节　遗精

在非性交的情况下精液自泄，称之为遗精，又名遗泄、失精。在梦境中之遗精，称梦遗；无梦而自遗者，名滑精。遗精多见于性神经衰弱、慢性前列腺炎、慢性消耗性疾患。中医对此病认识深刻，论述甚多。治疗肾阳亏损、精关不固者，宜温肾固摄，用右归丸、鹿茸大补丸等方；肾精不足、相火妄动者，宜滋阴降火，用大补阴丸、知柏地黄丸、旺水汤、三才封髓丹等方；因于肝郁，用逍遥散、小柴胡汤加减；挟热者加用龙胆泻肝丸；操劳过度，多思妄想，梦遗频仍者，治宜清心摄肾，用静心汤、天王补心丹、清心莲子饮、定志丸等方；病后体虚，心悸、梦遗者，宜用牡蛎散。

**【病案举例】**

彭某，男，57岁。耳鸣4年，心悸气短，遗精频发，伴腰背冷痛，小便频、混浊，夜尿多，小腹胀，大腿两侧酸软疼痛，前额及太阳穴隐痛，视力下降，舌淡红、苔白，脉沉细，左尺脉尤甚。证属元阳不足，阴阳两虚。治以阴阳双补，兼顾肝阴，以右归丸加减。处方：熟地黄、山药、山茱萸、杜仲、枸杞子、茯苓、附子、桑寄生各15g，楮实子、续断、菟丝子各20g，鹿角胶（烊）、覆盆子、车前子各30g，独活12g。每天1剂，水煎服。服4剂，遗精次数、夜尿次数均减少，头身疼痛减轻。守方加减，共服20余剂后，诸症基本消失。

**按**：遗精可由湿热、心火、相火妄动、心脾气虚、肾虚及情绪焦虑等原因引起。遗精应分析病机，不可一味予以补肾。对中老年已婚男性，肾虚不固引起的遗精较多见。时间久或遗精频繁，精伤较甚，阴阳两虚者，治法宜阴中求阳，阴阳双补，顾及肝脾。[6]

# 第三节 睾丸冷痛

**【病案举例】**

安某某，男，64岁。1992年8月31日诊。患者素感胸膺闷痛，胸腹常有寒凉意，需佩戴自制绵层护胸方适。近二年来渐次现持续性的睾丸冷痛，夜间尤显，得温后痛减轻，睾丸形态及大小无改变。清晨6时许，腰脊痛作，待起床活动后消失。双膝酸软无力，小便清长，每夜尿2~3次，大便稀软。舌淡苔白，脉弦。从病史病程结合西诊，辨证属命门火衰，内寒凝滞肝脉。治宜温肾壮阳，峻补命火，散寒理气。取离照当空，阴霾自散意，方选右归丸加味。处方：熟地24g，山药、山萸肉、枸杞、杜仲、狗脊各15g，附片（先煎）、乌药各12g，香附10g，肉桂（后下）、吴茱萸各6g，甘草5g。4帖，水煎热服。药尽，睾丸及腰痛均减，胸腹渐有温暖感，余症均有改善，方药恰中病机，大法不变，前方附片加至15g，再增鹿角胶12g，橘核10g。服药4帖后，所苦已减十之七八，舌转正，苔略白，脉沉弦，仍用右归丸方为主加味，前后共服药12帖，临床治愈。嘱甚每年入冬时，服成药金匮肾气丸以杜绝复发。

**按：**命门之火为浑身阳气之顺，此火式微，则诸阳均虚馁，致阳虚生内寒且凝滞，于是胸闷，胸腹寒凉，睾丸冷痛，腰痛诸症峰起。治当峻补元阳与散寒并举，临床上多以右归丸或金匮肾气丸加减施治，本案所加药味亦不越温肾散寒，理气止痛框架。本案说明二点：一是虽病在炎夏，阳虚确凿者，仍当不墨守"用热远热"古训，遵"有是证，用是方"而大行温补；二是对慢性病，只要认证真切，就当守方，切忌朝夕更改，正如岳美中氏所云"治慢性病要有方有守"。[7]

## 第四节　血精症

正常男子排出的精液呈乳白色或乳黄色，如果射出的精液有外观呈粉红色、红色、棕红色或带有血丝、血块，显微镜下涂片可见多量红细胞，则称为血精，医学上可分为肉眼血精和显微镜下血精，中医学也称之为"赤浊"。血精多见于 25~40 岁的青壮年男性，是男科的常见病症。患者常于手淫或性交后发现精液内有血液，这种现象可持续较长时间，常会引起精神紧张、思想负担加重甚至恐惧。

对于血精症的治疗，主要是针对病因的治疗，同时要保持轻松愉快的心情，消除心理上顾虑和恐惧，生活要有规律，忌酒及辛辣食物，饮食清淡，多吃水果，保持大便通畅，保持合理正常的性生活。

**【病案举例】**

吴某，32 岁，工人。患者于本月两次同房时，排泄精液均呈淡红色，伴有面色少华，四肢欠温，两侧腰酸，会阴部不适，睾丸坠胀隐痛，舌淡苔薄白，脉象细弱。精液常规提示：镜检见有大量红细胞成分；尿常规未见异常。证属肾阳不足，脾失统摄。方用右归丸去当归，加淮山药、台乌药、白茅根、小蓟、仙鹤草、制附片、胡桃肉以温肾健脾，益气摄血。服药 10 天后，腰酸好转，精液呈灰白色，精液常规提示：未见红细胞。[5]

## 第五节　精浊症

精浊是尿道口常有精液溢出的生殖系炎症性疾病。其特点是尿频、尿急、尿痛，尿道口常有精液溢出，并伴有会阴部、腰骶部、耻骨上区等部隐痛不适等。精浊相当于西医的前列腺炎。主要病机为湿热壅滞、气血瘀滞、阴虚火旺或肾阳虚损，本虚标实。应区分急性与慢性病变，慢性者要区分慢性细菌性前列腺炎、慢性非细菌性前列腺炎和前列痛，并与慢性子痛、精癃、精血相鉴别。湿热蕴结证，治宜清热利湿，方用八正散或龙胆泻肝汤加减；气滞血瘀证，治宜活血祛瘀行气，方用前列腺汤加减；阴虚火旺证，治宜滋阴降火，并用知柏地黄汤加减；肾阳虚损证，治宜温肾固精，方用金锁固精丸合右归丸加减。

【病案举例】

患者，男，45岁，教师。排便时尿道口经常流出糊状浊物，但无尿频、尿痛，尿色不浊，诊断：前列腺炎。曾服用复方新诺明、前列康片疗效不著，遂请中医诊治。患者除上述症状外，还伴有头晕、目眩、耳鸣、记忆减退，畏寒肢冷，腰骶酸楚，睾丸坠胀，证属肾关不固，精元亏损。方用右归丸去枸杞子，加益智仁、茯苓、粉草薢、玉米须、益母草、怀牛膝，以温补肾阳，固摄精关。服10帖药后，尿口浊物大为减少，连服30帖药，诸症皆愈。[5]

# 第六节　无精少精症

精液检查发现没有精子，我们称为无精症。在所射出的精液中连续3次找不到一个精子，称为无精子症。无精症概括起来分为两大类。一是睾丸本身功能障碍，称为原发性无精子症或非梗阻性无精症。二是睾丸生精功能正常，但因输精管道阻塞，精子无法排出体外，称为梗阻性无精症。导致死精子症的原因有：①性生殖器官的炎症可使生殖器官充血水肿，血液淤滞，而缺血缺氧，导致精子死亡；②慢性精阜炎时果糖分泌减少，精子死亡；③睾丸炎、附睾炎、前列腺炎时，尤其慢性前列腺炎时分泌受影响，并时微量元素锌下降，则精子代谢受到影响而死亡。引起少精子症的常见原因有：①先天性睾丸发育不良或隐睾等引起生精障碍；②精索静脉曲张，睾丸鞘膜积液；③生殖道的炎症；④免疫抑制内分泌失调；⑤染色体异常，尤其是性染色体畸变，对精子密度、活动率等有严重影响；⑥使用了对生精功能有影响的药物，杀虫剂、重金属、放射线、吸烟及酒精中毒等因素都会抑制精子的产生。中医认为，肾阳不足、精液清稀、内含精子活动力低下、精之生化失权，先天禀赋亏损、后天戕损过甚、气血虚弱、精失所养均可导致此症。

【临床应用】

李氏等运用右归丸加味治疗无精、少精症40例，疗效较好。患者年龄：25～35岁，病程4～10年；长期服用镇静药并伴轻度阳痿者2例；伴前列腺炎者2例。治疗基本方右归丸加味：熟地20g，山药20g，山茱萸20g，枸杞15g，菟丝子15g，鹿角胶10g，杜仲15g，附子5g，肉桂10g，当归15g，仙茅10g，淫羊藿15g，人参10g，川牛膝10g。加减法：伴肾阴虚者加墨旱莲15g，生地20g，女贞子15g；伴下焦湿热者加土茯苓15g，萆薢15g，盐黄柏10g，减附子、肉桂。上药共为细末，制蜜丸10g重，日服2次，早晚各1丸，淡盐汤送服。结果：痊愈：34例，占85%；好转：2例，占5%；无效：4例，占10%。[8]

**【病案举例】**

王某某，男，32岁，农民。婚后10年未育。面色发白，形寒肢冷，小便清长，舌质淡，舌苔薄白，脉沉迟。实验室精液常规：精子总量1.5ml，精子计数200万/ml，畸形精子40%，活动力不良。治疗：补肾壮火，益气活血。基本方制蜜丸，连服一个半月再诊：面色红润，唯仍形寒肢冷。舌质红，舌苔薄白，脉滑。精液常规检查：精液总量4ml，精子计数1.2亿/ml，精子形态正常，活动力良好。前药再服半个月，诸症皆除。一个月后其妻怀孕，足月生一健康男婴。

**按：**《素问》曰"肾者主蛰，封藏之本，精之处也"，"夫精者，身之本也"，"藏于肾"，以上论述了人的生殖之精是根本，精藏于肾，且与人的生长、发育、生殖、衰老密切相关。肾之阴阳平衡则肾精充足，人的生长、发育、生殖正常。阴阳失衡则可导致不育。此病多责之于肾阳衰微。右归丸加味在温补肾阳的基础上，更偏重于补命门之火。命门火旺，则可温煦肾阳，肾精充足。方中熟地黄、山药、山茱萸、枸杞壮水之主以补肾阴；鹿角胶、杜仲、淫羊藿、菟丝子、仙茅温补肾阳，桂、附补命门之火以温煦肾阳；当归、枸杞补血，使精血互生；川牛膝补肾且助当归活血而疗寒凝血滞；人参补一身之气为肾精生化之源。诸药配合得当，疗效较好。[5]

2. 男患者，34岁，军人。患者结婚6年，其妻不孕。其妻经数家医院检查无异常，遂劝其去医院诊治。精液常规检查，精量极少，离心沉淀，未见精子。睾丸组织检查，曲细精管内各级精细胞无异常。曾用雄性激素治疗4个月无效。患者气怯神疲，四肢欠温，腹痛腰酸，阴部湿冷，舌苔薄白，脉象沉细。证属肾阳不足，命门火衰。方用右归丸去当归，加炮姜、吴茱萸以及紫河车、坎脐、蚕蛹等血肉有形之品，服药半年后，复查精液常规：精量增多（约3ml），颜色正常，精子成活率75%，正常形态大于80%，液化时间20分钟，计数2300万/ml，坚持服药1年，后其妻顺产体重3500g男婴。[5]

# 第七节 男性雄激素缺乏综合征

男性雄激素缺乏症是一种与男性年龄增长相关的临床和生物化学综合征，其典型特征为体能下降、易疲劳、记忆力减退、注意力不集中、烦躁不安、抑郁，潮热、阵汗及性功能减退等临床症状和血清生物有效性雄激素（主要为睾酮）水平的低下。此种状态将严重影响患者的生活质量，并给多器官、系统功能带来不良影响，睾酮缺乏将会导致骨骼、肌肉、脂肪、情绪和认知功能、性功能、血液和心血管等器官出现一系列病理生理学改变。目前治疗主要为激素替代治疗，以及心理辅导、锻炼等辅助治疗。其临床表现与中医肾阳虚证候极为符合，治疗上亦多以温补肾阳为主

**【临床应用】**

王氏等运用右归丸加减治疗男性雄激素缺乏综合征 28 例，取得较好疗效。方法对 28 例诊断明确的患者给予右归丸加减方治疗 1 个月以上，观察其临床症状及血清睾丸酮的变化。右归丸加减方：熟地黄24g，炒山药12g，山茱萸9g，枸杞子、杜仲（姜汁炒）、菟丝子各12g，熟附子、肉桂各6g，当归9g，鹿角胶（炒珠）、淫羊藿各2g，巴戟天、肉苁蓉、覆盆子、蛇床子各10g，加水 500ml 煎汁，浓缩至 200ml，分 2 次服，连服 1 个月。结果：患者的自觉症状评分均有显著改善，血清睾丸酮显著上升。与治疗前比较，$P < 0.01$。结论右归丸对男性雄激素缺乏综合征有较好的疗效，未发现明显不良反应。[9]

# 第八节　阴缩症

阴缩症，指实然起病，前阴内缩，包括男子阴茎和阴囊及女子阴道内缩，伴小腹拘急、剧烈疼痛为特征的一种疾病，发病以青壮年居多。亦称"阴缩"或"缩阴症"或"缩阳症"。"阴缩"为中医病名。中医学认为本病因寒入厥阴或阳明热邪陷入厥阴所致。关于本病的病因病机，在《内经》中早有论述，如《灵枢·经筋》篇云"足厥阴之筋上循阴股，结于阴器，伤于寒则阴缩入"。明确指出是足厥阴肝经受寒所致。一般认为，本病之形成，主要是由于肾阳素虚，复感寒邪，或久卧冰冷之地，或天寒涉水，或房事后受寒等，均可致寒邪侵袭，客于肝肾经脉，寒性收引、凝滞，故使宗筋拘急挛缩，阴茎睾丸上提抽痛，小腹冷痛。如《素问·举痛论》"寒则气收……寒气入径而稽迟，涩而不行，客于脉外则血少，客于脉中则气不通，故卒然而痛……寒气客于脉外则脉寒，脉寒则蜷缩，蜷缩则脉绌急，绌急则外引小络，故卒然而痛"。治宜温经散寒。

**【病案举例】**

患者，男，25 岁，干部。患者 8 年来时常突感阴茎缩入腹中，小腹拘急，疼痛剧烈，须将阴茎缓缓拉出，抽痛方减，尤以寒冷季节发作

频繁。体检面色少华、毛发枯黄、腰膝酸软，睾丸上提，阴囊皱缩，阴毛稀少。江苏省人民医院放射免疫法检测血清睾丸酮为215ng/dl，雌二醇为78pg/ml。证属肾阳不足、精气虚亏。方用右归丸加巴戟天、锁阳、小茴香、川楝子以温肾填精，散寒止痛。服药半月后，阴缩症豁然而愈。用上方40帖，浓煎收膏，每日2匙，3个月后复查血清睾丸酮为560ng/dl，雌二醇为51pg/ml。[5]

# 第九节　前列腺增生引起的尿潴留

前列腺增生症，是指前列腺腺体结缔组织及平滑肌组织逐渐增生而形成多发性球状结节的前列腺肥大性疾病，这种增生造成了下尿道梗阻，排尿困难，出现尿频、夜尿、尿细、尿不通等症状。西医予以导尿、腺体内注射药物、内分泌治疗，以及手术切除前列腺肥大部分等来进行治疗，有一定疗效，但也存在相当大的局限性和副作用。

本病属中医"癃闭"范畴。早在秦汉时代就有对本病的记载。《素问·宣明五气篇》云："膀胱不利为癃，不约为遗溺。"明确指出病位在膀胱，还指出了本病病机为气化不利，与三焦、肾、中气有密切关系。汉代张仲景首创对本病的辨证论治，如气不化水用五苓散，水热互结用猪苓汤，瘀血夹热用蒲灰散，脾肾两虚用茯苓戎盐汤，显然已涉及了寒热、虚实、气血各方面。隋唐时代，已认识到本病具有"致夭命，大不可轻之"的严重性。对本病的病因病机和治疗方法有了更多论述，还出现使用葱叶导尿的方法，可以说是最早的导尿术，也提出了用盐行脐区熨与灸的治法。宋元时期，朱丹溪提出了探吐开上窍以利下窍的方法。明清时期，张景岳、李中梓等使本病的理法方药趋于完备。张氏还记录了以猪胞鹅翎鼓气入膀胱这类更先进的导尿法。可以说，前人已对本病的治疗积累了较丰富的经验，由于本病在很多方面与中医癃闭一证相近，因此本病的病因病机基本上可参照癃闭。

【临床应用】

严氏等运用中医的温肾法，以右归丸为主治疗前列腺增生引起的尿潴留21例，疗效较好。21例中，年龄最小者65岁，最大者82岁，平均72岁，均患前列腺增生症10年以上，并经B超检查，全部为Ⅱ度增生以上。主要症状：突然出现尿潴留4小时以上，伴形寒肢冷，腰膝酸软，舌质淡或见淡紫，少苔，脉沉细。治疗首先行导尿并留置导尿管。中药组方：制附子10g，肉桂3g，熟地黄20g，山茱萸15g，山药10g，枸杞子15g，杜仲15g，菟丝子15g，当归10g，鹿角胶10g，益母草6g，红花3g。每日1剂，水煎，分3次口服。5~7日后拔除导尿管能自行排尿者续用金匮肾气丸（成药）调理，每日2次，每次口服4g，需长期服用。结果经用本方药后，5~7日后拔除导尿管能自行排尿，尿流量较尿潴留有明显增大者9例；恢复同尿潴留前排尿者10例；仍不能自行排尿者2例。有效者续用金匮肾气丸（成药）调理。随访半年，能坚持服药者均未见复发，3例因故停药者1~2月后再次出现尿潴留而求他治，1例因心血管疾病死亡。[10]

**【病案举例】**

万某，男，73岁。患前列腺增生症20余年，1月前曾经B超检查，前列腺Ⅲ度增生。曾建议其手术治疗，因患高血压及冠心病等未行手术。曾服过多种药物，或效果不明显或因出现心血管疾病症状而不能按医嘱服药。就诊时已尿潴留1天，伴畏寒肢冷，腰膝酸软，头昏耳鸣，面色㿠白，舌淡苔少，脉沉细。诊断为前列腺增生症引起尿潴留。中医辨证属肾阳亏虚型癃闭。取温肾之法，行导尿管导尿并留置。试用上方5剂后拔除导尿管后能自行排尿，且尿流量较尿潴留时大有改善（以往是点滴不尽，现在能一次成线排完）。嘱长期服用金匮肾气丸（成药）调治，每日2次，每次4g。随访半年，再未出现尿潴留，而且形寒肢冷现象亦有好转，生活质量提高。

**按：**中医理论认为，肾主水，肾与膀胱相表里，肾是人体水液代谢的重要器官，人体水液的正常运化靠肾的气化作用，若气化失常就会造成膀胱开阖不利引起水液停聚而出现癃闭。临床上老年男性多见肾阳虚衰，如《内经》曰"六八，阳气衰竭于上……"肾阳虚衰则气化失常，故运用景岳右归丸大补肾阳，肾气足而气化正常，膀胱开阖如常，小便得通利。[10]

# 第十节　男性乳腺增生病

乳腺增生病是指乳腺导管、乳腺小叶、腺泡上皮、纤维组织的单项或多项良性增生。以周期性加重的乳房胀痛和多发性乳房肿块为主要临床特点。本病较为常见，国内报道其发病率在10%左右，且多发于30~50岁妇女，男子亦有发生。本病原因迄今尚未明确，目前主要认为与人体的内分泌功能紊乱，特别是与妇女的卵巢功能失调有关。乳腺增生病以其临床特征表现，与中医"乳癖"、"乳疬"、"乳核"等病证相当。中医经络学说认为，乳房为阳明经脉之所过，乳头为厥阴之气所贯，因此本病之发生，主要与肝、胃、冲、任等经脉关系密切，其病因与七情郁结，先天禀赋不足，饮食偏嗜，房劳过度等因素有关。由于情志不遂，或受到精神刺激，导致肝气郁结，气机阻滞，思虑伤脾，脾失健运，痰浊内生，肝郁痰凝，气血瘀滞，阻于乳络而发；或因冲任失调，上则乳房痰浊凝结而发病，下则经水逆乱而月经失调。

【病案举例】

患者，男，55 岁，农民。患者两侧乳房增大 3 个月，不红不痛，有时可分泌乳汁样液体。2 个月前在市人民医院外科诊断为：男子乳房发育症。使用雄激素丙酸睾丸酮治疗，因疗效不显，延请中医治疗。刻诊：双侧乳房增大，伴有面色㿠白，形寒肢冷，腰膝痿软，夜尿频多，偶有精滑失禁，舌淡苔薄白，脉沉细。证属肾阳不足，肝失所养，气滞痰郁。方用右归丸加仙茅、淫羊藿、肉苁蓉、黄药子、苍术以温肾养肝，化痰解郁。并加服小金片每日 2 次，每次 3 片，服药 3 周即愈。续用小金片 1 个月以固疗效。[5]

# 参考文献

[1] 杨兴全. 右归丸加味治疗阳痿 46 例观察. 实用中医药杂志，2003，19（2）：64－65

[2] 朱锦祥. 右归丸加味治疗阴茎勃起功能障碍 30 例. 福建中医药，2005，36（3）：43

[3] 顾文忠，顾勇刚. 右归丸合狗肾粉治疗阴茎勃起功能障碍 50 例. 中国男科学杂志，2002，16（3）：262

[4] 叶长青. 冬令阳痿治验. 湖北中医杂志，1996，18（2）：51

[5] 蒋跃禾. 右归丸在男科疾病中的应用. 镇江医学院学报，2001，11（4）：555－556

[6] 杨明高，杨仁旭. 杨仁旭主任医师应用右归丸经验介绍. 新中医，2004，36（12）：11－12

[7] 龚继明. 睾丸冷痛治验. 四川中医，1995，（1）：34

[8] 李宝田，任宝珍. 右归丸加味治疗无精、少精症的体会. 黑河科技，1997，（1）：25

[9] 王琦，王灿晖. 右归丸加减治疗男性雄激素缺乏综合征. 浙江中西医结合杂志，2004，14（11）：678－679

[10] 严祖汉. 温肾法治疗前列腺增生并发尿潴留 21 例. 湖北中医杂志，1999，21（1）：31

# 第五章

# 其 他 病 证

## 第一节 牙痛

牙痛，是指牙齿因各种原因引起的疼痛而言，为口腔疾患中常见的症状之一，其表现为牙龈红肿、遇冷热刺激痛、面颊部肿胀等。牙痛大多由牙龈炎、牙周炎、蛀牙或折裂牙而导致牙髓（牙神经）感染所引起的。治疗上以消炎、镇痛及手术治疗为主。

中医学认为牙痛多因平素口腔不洁或过食膏粱厚味、胃腑积热、胃火上冲，或风火邪毒侵犯、伤及牙齿、或肾阴亏损、虚火上炎、灼烁牙龈等引起。并且经络学说认为手、足阳明经脉分主下齿、上齿。治疗上亦有疏风清火、解毒消肿、散寒止痛、滋阴清火、清热利湿等不同方法。

【病案举例】

杨某，男，50 余岁，1996 年 3 月 8 日初诊。诉牙痛时作时缓迁延经年。痛时抱头强忍，呻吟不止，自滴牙痛水，或口服去痛片、布洛芬缓释胶囊，疗效不显。及问医，或以风火毒伤及牙体而处薄荷连翘方之类；或以胃火素盛循经上蒸牙床而处清胃散之属；也有针刺穴位行气活血通络以镇痛者，皆罔效。患者向有阳痿病史，每于劳累之后，牙痛频作。舌淡胖嫩，脉象沉弱，两尺尤甚。窃思肾主骨生髓，齿为主骨之余，患者年过半百，又多劳累，肾气早衰，骨髓空虚，牙失营养，虚阳浮越，遂令疼痛频作，牙齿松动掉落。治宜温补肾命、引火归源。方拟右归丸化裁。药用：熟地黄、杜仲、鹿角片、附子各 8g，当归、枸杞子、山茱萸、菟丝子、补骨脂、淫羊藿各 10g。共服 4 剂，牙痛不作。

**按**：牙痛一证，临床上以风火邪毒、胃火素盛或阴虚火旺辨证居多。本例牙痛，乃肾气亏损、命门火衰、虚阳浮越所致。投以温补肾命之品，引火归源，故而顽疾立止。[1]

## 第二节 老年性皮肤瘙痒症

老年性皮肤瘙痒症是皮肤瘙痒症的一型，中医学称之为"风瘙痒"，本病是指自觉皮肤瘙痒而无原发皮损，但可因搔抓伴发各种继发性皮损的一种皮肤病。病初多限于一处，进而逐渐扩到身体大部，如躯干、四肢甚至全身。痒感时轻时重，短者仅数分钟，长者可达数小时，甚至彻夜不宁，难以遏止，使老年人痛苦难忍。若连续强烈地搔抓，可致患处抓痕累累，血迹成片，渗液结痂，日久患处皮肤粗糙肥厚，枯槁甲错，色素沉着。若继发感染，还可引起疖疮，糜烂溃疡等，严重影响老年人的身体健康。

中医文献对本病很早既有详细记载，《素问·至真要大论》曰："诸痛痒疮皆属于心。"汉·张仲景曰："不得小汗出，身必痒。"隋·巢元方在《诸病源侯论》中首载"风瘙痒"这一病名，并提出本病多与风邪有关，故称"风瘙痒"。而老年性皮肤瘙痒症又属"风瘙痒"中特殊的一型。本病多因患者年迈，肝腑功能衰弱，以致气血精津亏虚，肌肤腠理失于温煦濡养，经脉运行不畅，气滞血瘀，风从内生，或因气血不足，营卫失和，卫外不固，为风寒外邪所袭，使内外合邪所致。故本病多于秋冬干燥寒冷季节加重，而暑夏温暖潮湿季节减轻。但也有因原本阴血虚亏，又嗜食辛辣腥发之物，使虚火内生，更灼津液，或受外界不良刺激，又未能及时调理而诱发本病的。总之，气血津液虚亏是内因，是发病的基础，为本；内外风邪扰袭是发病的条件，为标。本虚标实，故病程缠绵难愈。

【临床应用】

朱氏等运用右归丸加减治疗老年性皮肤瘙痒症83例，取得了满意的疗。83例患者均为门诊病例，男60例，女23例；年龄在60~79岁；病程1~6年。中医辨证：皮肤瘙痒，遇寒加剧，神疲，畏寒，四肢不温，夜尿多，舌体胖大甚则有齿痕，舌淡苔白，脉沉细。用右归丸加减治疗，基本方：熟地黄18g，山茱萸12g，菟丝子12g，鹿角胶8g，杜仲10g，山药12g，枸杞子12g，当归10g，川芎10g，黄芪15g，白术10g，白蒺藜12g，地肤子12g，防风8g。对证加减：偏肾阴虚者加生地黄12g、何首乌12g、龟板胶10g；偏肾阳虚者加仙茅12g、补骨脂10g、制附片6g；少寐多梦者加枣仁10g、柏子仁10g、夜交藤12g；瘀血者加丹参15g、红花6g、赤芍10g；湿热者减熟地黄、菟丝子、杜仲、鹿角胶、黄芪、白术，加黄柏12g、苦参8g、白鲜皮15g、萆薢12g、苍术10g、薏苡仁12g；瘙痒剧烈者加全蝎6g、乌梢蛇12g、蝉蜕9g。加水800ml，煎取汁400ml，分早晚两次口服。15天为1疗程。治疗期间保护皮肤清洁，经常温热浴，戒烟酒，忌食辛辣鱼虾腥发物。结果：83例病例中，治愈32例，显效28例，有效19例，无效4例。总有效率95.2%。

**按**：老年形神渐衰，生理功能减退，肾阴不足，肾阳亏虚，阴阳俱虚，阳虚不能温煦肌肉皮肤；阴虚肾精能化血，精血不足，血虚生风，风盛则燥，肌肤失于荣养而发瘙痒；冬天气候寒冷，阳虚更甚，毛窍闭塞，血流不畅，皮肤失于荣养，瘙痒加重复发。本病在治疗上补益肝肾，益气养血，活血祛风来立法组方，方中熟地黄、何首乌、枸杞子、山茱萸、菟丝子、杜仲、鹿角胶、芍药补肝肾，温肾阳，益精血；黄芪、白术、茯苓健脾益气，护卫肌表；熟地黄、何首乌、枸杞子、当归补血养血；川芎、当归活血祛瘀，血行风自灭；白蒺藜、地肤子、防风祛风止痒。全方合用有补益肝肾，益气健脾，养血活血，护卫肌表，祛风止痒之功效。[2]

# 参考文献

[1] 朱维芳，丁小梅．右归丸临床运用．湖北中医杂志，1999，21（6）：369
[2] 朱红军，赵生文．右归丸加减治疗老年性皮肤瘙痒症 83 例．四川中医，2007，25（7）：91

# 下 篇

# 实验研究

# 第一章
# 右归丸制剂研究

右归丸现有丸剂，片剂，胶囊，酒剂等剂型。

## 一、右归丸

处方：熟地黄240g，附子（炮附片)60g，肉桂60g，山药120g，山茱萸（酒炙)90g，菟丝子120g，鹿角胶120g，枸杞子120g，当归90g，杜仲（盐炒)120g。

制法：以上十味，除鹿角胶外，熟地黄等九味粉碎成细粉，过筛，混匀，鹿角胶加白酒炖化。每100g粉末加炼蜜60～80g与炖化的鹿角胶制成大蜜丸，即得。

性状：本品为黑色的大蜜丸；味甜。

用法与用量：口服，1次1丸，1日3次。

规格：每丸重9g。

贮藏：密封。

## 二、右归片

处方：熟地黄，山茱萸（制），山药，枸杞子，菟丝子，鹿角胶，杜仲，当归，制附子，肉桂。

用法与用量：口服，1次2～3片，1日2～3次。

规格：100片。

贮藏：密封。

## 三、右归胶囊

处方：熟地黄，附子（炮附片），肉桂，山药，鹿角胶，菟丝子等。

性状：本品为胶囊剂，内容物为棕褐色的粉末，气香，味微苦咸。

用法与用量：口服，1次4粒，1日3次。4星期为1疗程。

规格：0.45g/粒×36粒。

贮藏：密封，防潮。

## 四、右归酒

处方：当归 12g，山萸肉 70g，桂枝 70g，炮附片 30g，茯苓 50g，枸杞子 75g，鹿角 30g，菟丝子 55g，熟地黄 50g，白酒 1.5L。

制法：上药洗净，共为粗末，入纱布袋中，缝口，置入白酒中，封存 100 天，然后过滤去渣，取液装瓶备用。

用法与用量：每日 2 次，每次 5~10ml，早晚饮用。

贮藏：密封。

第二章

# 右归丸药理研究

## 第一节 右归丸各组成中药的药理研究

一、地黄的药理研究

（一）主要化学成分

目前已明确地黄的主要成分为苷类、糖类及氨基酸，并以苷类为主，在苷类中又以环烯醚萜苷为主。已从地黄中分离出 32 种环烯醚萜苷类化合物，其中以梓醇含量最高。

（二）药理作用

1. 对血液系统的影响

地黄具有止血和促进血细胞增殖的药理活性，同时可以通过影响白血球和血小板来抗炎。鲜地黄汁、鲜地黄煎液和干地黄煎液均在一定程度上拮抗阿司匹林诱导的小鼠凝血时间延长。其中，鲜地黄汁的作用最强[1]。地黄寡糖可促进快速老化模型 P 系小鼠 SAMP8 小鼠骨髓粒系巨噬系祖细胞、早期和晚期红系祖细胞的增殖，其脾细胞条件液也可使造血祖细胞克隆集落数明显增加，还可使其基质细胞层上粒系巨噬系祖细胞集落的产率明显增多。提示地黄寡糖可能通过多种途径激活机体组织，特别是造血微环境中的某些细胞，促进其分泌多种造血生长因子而增强造血祖细胞的增殖[2]。

2. 对免疫系统的影响

地黄可显著提高机体的免疫功能。研究表明地黄苷 A 可明显升高模型小鼠的白细胞数、红细胞数、血小板数、网织红细胞数、骨髓有核细胞数和 DNA 含量及体重[3]。同时地黄苷 A 可能通过增强 B 淋巴细胞抗体产生，促进溶血，增加血清中溶血素含量，促进免疫低下小鼠的体液免疫功能，并且还可能刺激 T 淋巴细胞转化成致敏淋巴细胞，增强迟发型变态反应，促进免疫低下小鼠的细胞免疫功能[4]。

3. 对中枢神经系统的影响

地黄具有一定的益智作用。有研究表明熟地黄能延长谷氨酸单钠（MsG）毁损下丘脑弓状核大鼠模型大鼠跳台实验潜伏期、减少错误次数；缩短水迷宫实验寻台时间，提高垮台百分率；提高 c-fos、神经生长因子（NGF）在海马的表达[5]。此外，有学者研究表明熟地黄有改善氯化铝（AlCl₃）拟痴呆小鼠模型小鼠和 MsG 大鼠学习记忆作用，探究其作用机理可能与调节脑谷氨酸（Glu）和 1-氨基丁酸（GABA）含量，提高 MSG 大鼠 N-甲基-D-门冬氨酸受体 1（NMDAR1），GABA 受体在海马的表达有关[6]。

4. 对肾脏的影响

近年来不少学者就地黄对肾脏具有保护作用进行了深入研究。有学者研究发现地黄水提取液能明显降低嘌呤霉素氨基核苷（PAN）制成肾病模型小鼠尿蛋白排泄，改善肾小球上皮细胞足突融合等病理变化[7]。地黄浸膏预防给药 2 小时能有效保护肾线粒体的呼吸产能功能，且呈剂量依从关系，提示地黄有明显的肾缺血保护作用[8]。

5. 降血糖作用

地黄在中医药中一直用来治疗糖尿病，为治疗糖尿病的"四大圣药"之一。有学者应用不同地黄制剂降血糖作用进行了实验研究，结果发现地黄水提取物、地黄醇提取物、地黄水提物经 60% 醇沉后的提取物均对肾上腺素小鼠糖尿病模型显示出降糖作用，接近于优降糖 25mg/kg 剂量的降糖水平[9]。近年来不少学者对地黄降血糖作用机理进行了有益探索。地黄寡糖调节机体微生态平衡可能是地黄寡糖降血糖机制之一[10]。更有学者发现地黄寡糖（ROs）对胸腺切除术（Tx）引起的神经内分泌免疫调节（NIM）网络失调状态下的糖代谢紊乱有良好的恢复调整作用[11]。进一步发现，地黄寡糖对葡萄糖代谢的调节机制是肾上腺依赖的且与神经内分泌系统密切相关[12]。

6. 抗衰老

目前不少学者研究发现地黄可以通过影响激素水平、影响酶活性和抗氧化来延缓衰老过程，并对其作用机理进行了初步探讨。熟地黄在雌性小鼠老化进程中有抵抗老化进程中血清雌激素（E2）浓度、脾细胞雌激素受体（ER）含量和成骨细胞孕激素受体（PR）含量下降这种生理性变化的功能[13]。熟地黄水提液可通过提高小鼠红细胞膜、肝细胞膜、睾丸线粒体 $Na^+$、$K^+$-ATPase 活性，进而防病治病延缓衰老[14]。有学者研究了（怀）熟地黄多糖的抗氧化作用。结果表明，（怀）熟地黄多糖能显著提高 D-半乳糖复制小鼠衰老模型血超氧化物歧化酶

(SOD)、过氧化氢酶（cAT）及谷胱甘肽（GsH – Px）活力，降低血浆、脑匀浆及肝匀浆过氧化脂质（LPO）水平。提示（怀）熟地黄多糖的抗氧化作用其机理可能是提高血中抗氧化相关酶的活性，降低相关组织的过氧化脂质水平[15]。

7. 其他作用

地黄还有抗胃溃疡的药理活性，干地黄煎剂能显著抑制大鼠胃黏膜损伤，抑制率最高达到95.19%，这种快速保护作用可能与胃膜内辣椒辣素敏感神经元的传入冲动增多有关[16]。此外，地黄能有选择的抑制完整白血球和血小板12 –（S）– HHTrE（一个有效的环加氧酶活性标志）产生，具有一定抗炎症作用[17]。地黄也能影响骨代谢，地黄提取物（RGx）通过刺激成骨细胞的增殖和活性而抑制破骨细胞的生成和再吸收的活性，它也能逆转大鼠经卵巢切除术诱导的骨质疏松[18]。

## 二、山药药理研究

### （一）主要化学成分

山药块茎含薯蓣皂苷元0.012%，多巴胺，盐酸山药碱，多酚氧化酶，尿囊素止权素Ⅱ。又含糖蛋白，水解得：赖氨酸，组氨酸，精氨酸，天冬氨酸，苏氨酸，丝氨酸，谷氨酸，脯氨酸，甘氨酸，丙氨酸，缬氨酸，亮氨酸，异亮氨酸，酪氨酸，苯丙氨酸和蛋氨酸。还含包括上述氨基酸和胱氨酸，$\gamma$ – 氨基丁酸在内的自由氨基酸，另含具降血糖有用的多糖，并含由甘露糖，葡萄糖和半乳糖按摩尔比6.45：1：1.26构成的山药多糖，又含钡、铍、铈、钴、铬、铜、镓、镧、锂、锰、铌、镍、磷、锶、钍、钛、钒、钇、镱、锌、锆以及氧化钠、氧化钾、氧化铝、氧化铁、氧化钙、氧化镁等。根茎含多巴胺、儿茶酚胺，以及胆甾醇，麦角甾醇，菜油甾醇，豆甾醇，$\beta$ – 谷甾醇。黏液中含植酸，甘露多糖Ia，Ib和Ic；另外黏液含多糖40%，蛋白质2%，磷3%和灰分24%，多糖部分由80%的甘露糖和少量的半乳糖，木糖，果糖及葡萄糖所组成。珠芽含5种分配性植物生长调节剂，命名为山药素Ⅰ、Ⅱ、Ⅲ、Ⅳ、Ⅴ。还含止权素，多巴胺和多种甾醇：胆甾烷醇，（24R）–$\alpha$ – 甲基胆甾烷醇，（24S）–$\beta$ – 甲基胆甾烷醇，（24R）–$\alpha$ – 乙基胆甾烷醇，胆甾醇，菜油甾醇，（24S）–$\beta$ – 甲基胆甾醇，24 – 亚甲基胆甾醇，$\beta$ – 谷甾醇，豆甾醇，异岩藻甾醇，赪桐甾醇，24 – 亚甲基 – 25 – 甲基胆甾醇，7 – 胆甾烯醇，8（14）– 胆甾烯醇，（24R）–$\alpha$ – 甲基 – 8（14）– 胆甾烯醇，（24S）–$\beta$ – 甲基 – 8（14）– 胆甾烯醇，

(24R) －α－乙基－8 (14) －胆甾烯醇。同属植物日本薯蓣块茎含三萜皂苷、尿囊素、胆碱、17 种氨基酸（比山药块茎所含的自由氨基酸缺 γ－氨基丁酸）及无机化合物。又含修养降血糖活性的日本薯蓣多糖 A、B、C、D、E、F。

## （二）药理作用

### 1. 降糖降脂作用

何云[19]研究发现山药多糖能显著降低四氧嘧啶诱导的糖尿病大鼠的血糖，而且大剂量的山药多糖降糖更明显，其降糖效果与剂量呈一定关系。马立新等[20]人研究表明山药可调节糖尿病肠病患者血液 VIP 浓度，使之趋于正常水平，稳定糖尿病肠病患者血糖和改善肠道功能。郜红利等[21]发现山药多糖具有降低四氧嘧啶糖尿病小鼠血糖，促进糠尿病小鼠体重的恢复的作用。舒思洁等[22]采用四氧嘧啶制作糖尿病小鼠模型，研究发现山药能够降低血糖和血脂含量，提高肝糖原和心肌糖原含量。

### 2. 抗氧化及抗衰老作用

王丽霞等[23]测定由药蛋白多糖体外抗氧化作用，表明山药蛋白多糖对活性氧自由基如 $H_2O_2$、$O_2$ 具有良好的清除作用，可减少红细胞溶血和抑制小鼠肝匀浆脂质过氧化反应，在一定范围内和剂量成正比。山药蛋白多糖具有明显的体外抗氧化作用，其体外抗氧化能力与蛋白多糖浓度呈正相关性。相湘等[24]进行的山药对 D－半乳糖所致衰老模型大鼠的抗衰老作用研究结果显示山药可以显著提高脑中的超氧化物歧化酶（SOD）、谷胱甘肽过氧化酶（GSH－PX）的活性，降低氧化产物丙二醛（MDA）的含量。同时山药具有显著的抗衰老能力。郑素玲等[25]研究了山药粗提取液对亚急性衰老小鼠胸腺、脾脏组织结构的影响，结果显示山药粗提取液对小鼠脾脏胸腺组织结构有一定保护作用，可延缓老龄小鼠免疫器官的衰老进程。

### 3. 免疫调节作用

徐增莱等[26]研究表明山药多糖具有增强小鼠淋巴细胞增殖能力的作用，以及通过促进小鼠抗体生成和增强小鼠碳廓清能力而发挥增强免疫功能的作用。苗明三[27]研究了怀山药多糖对小鼠免疫功能的增强作用。发现怀山药多糖可明显提高环磷酰胺所致免疫功能低下小鼠腹腔吞噬细胞吞噬百分率和吞噬指数，促进其溶血素和溶皿空斑的形成以及淋巴细胞转化，并明显提高外周血 T 淋巴细胞比率。

## 4. 抗肿瘤、抗突变作用

赵匿华等[28]用小鼠移植性实体瘤研究了山药多糖的体内抗肿瘤作用，结果表明山药多糖对 B16 黑色素瘤及 Lewis 肺癌均有显著地抑制作用。杭悦宇等[29]认为：山药可作为抗肿瘤药及化疗的辅助保健食品，因为腹腔注射山药多糖能照著增加受环磷酰胺抑制的小鼠末梢血白细胞总数。另有研究发现山药活性多糖对 3 种致突变物及黄曲霉毒素致突变性均有显著的抑制作用。表明山药活性多糖具有抗突变活性，其作用机制主要是通过抑制突变物对菌株的致突变作用而实现的[30]。

## 5. 调整胃肠功能

李树英等[31]研究表明，山药能抑制正常大鼠胃排空运动和肠推进运动，也能明显对抗苦寒泻下药引起的大鼠胃肠运动亢进。胃肌电显示：山药能降低大鼠胃电慢波波幅，同时能明显对抗大黄所引起的慢波波幅升高。进一步的研究还表明，山药能明显拮抗氯化乙酰胆碱及氯化钡引起的大鼠离体回肠强直性收缩，而不能对抗盐酸肾上腺素引起的离体十二指肠和回肠抑制。提示山药有缓解胃肠平滑肌痉挛及对抗神经介质的作用。山药还能增强小肠吸收功能，抑制血清淀粉酶的分泌，但对胆汁分泌和胃液分泌均无明显影响。

## 6. 碳酸酐酶样活性

近来研究成果表明，山药根茎中含有一种蛋白质 Dioscorin，具有抗二苯代苦味酰肼（DPPH）和羟自由基活性的作用，同时还具有碳酸酐酶样活性，即能催化反应 $CO_2 + H_2O \rightarrow H^+ + HCO_3^-$，并能抑制胰蛋白酶活性等。由此推测其可能有调节体内酸碱平衡的作用，并对呼吸系统有重要影响。

## 7. 其他作用

山药中的尿囊素具有抗刺激、麻醉镇痛、消炎抑菌等作用，常用于治疗手足皲裂、鱼鳞病以及多种角化性皮肤病。尿囊素还能修复上皮组织，促进皮肤溃疡面和伤口愈合，具有生肌作用，可用于治疗胃及十二指肠溃疡。目前，尿囊素正作为外用制剂广泛用于皮肤科临床。

# 三、山茱萸药理研究

## （一）主要化学成分

### 1. 挥发性成分

果实中的油经气相层析分析证明其中有 9 种单萜烃、6 种倍半萜烃、7 种单萜醇、6 种脂肪醇、4 种单萜醛及酮、3 种脂肪醛及酮、4 种酸、8 种脂和 15 种芳香族化合物，其中含量较多的主要成分有棕榈酸、桂皮酸苄酯、异丁醇、异戊醇、反式芳樟醇氧化物、榄香素、糠醛、甲基丁香油酚等[32-33]。

2. 有机酸及其酯

果肉中含有熊果酸、$2\alpha$-羟基熊果酸、齐墩果酸、没食子酸、苹果酸、酒石酸、原儿茶酸和 3，5-二羟基苯甲酸和维生素 A，还含有 5-羟甲基糠醛、5，5-二甲基糠醛醚和 $\beta$-谷甾醇。

3. 糖苷类及其苷元

苷类成分除山茱萸苷外，还分得 8 种单体，含量最高的是马钱素和莫诺苷，另含獐牙菜苷、7-O-甲基莫诺苷、脱水莫诺苷、7-脱氢马钱素及一种新的双环烯醚萜苷类化合物山茱萸新苷。从制萸肉中分得 7-乙氧基莫诺苷（可能是由于乙醇的提取，也可能因酒的炮制产生的次生产物），同时鉴定还含有 7-O-没食子酰-D-景天庚酮糖、葡萄糖、果糖和蔗糖（4-5）。

4. 鞣质类及其他成分

果肉含水杨梅素 D、山茱萸鞣质 1、山茱萸鞣质 2、山茱萸鞣质 3 等 11 种鞣质，包括 4 种没食子酸鞣质和 7 种鞣花鞣质。果肉及果核中均含有苏氨酸、缬氨酸、天门冬氨酸等 17 种氨基酸和钾、钙、镁、硅、磷等 23 种矿物元素和维生素 A，维生素 $B_2$，维生素 C 等[34-35]。

## （二）药理作用

1. 对免疫系统的作用

山茱萸水煎剂对小鼠体液免疫和非特异性免疫有一定的增强作用，并能抑制 T 淋巴细胞的活化与淋巴因子的释放。山茱萸多糖能明显提高小鼠腹腔巨噬细胞吞噬百分率和吞噬指数，促进小鼠溶血素的形成与淋巴细胞的转化[36]。马钱素成分对免疫反应有双向调节作用，浓度高时有抑制作用，合适浓度时促进白细胞介素-2（IL-2）的产生；总苷成分体外能明显抑制小鼠淋巴细胞转化、LAK 细胞生成，体内服用能抑制 IL-2 的产生，是一种免疫抑制剂[37-38]。进一步研究证实，总苷成分有较强免疫抑制作用，是山茱萸免疫抑制功效的主要有效部位[39]。

2. 降血糖作用

陈霞等[40]用不同极性的溶剂逐级提取山茱萸，发现乙酸乙酯提取部位和正丁醇提取部位能降低正常小鼠的血糖和四氧嘧啶糖尿病小鼠血糖，无水乙醇提取部位和蒸馏水提取部位也能降低四氧嘧啶高血糖。韩瑕超等[41]发现山茱萸总萜可提高正常小鼠的糖耐量，表明山茱萸总萜对糖尿病模型动物具有良好的降血糖作用。

3. 抗癌作用

山茱萸在体外能杀死腹水癌细胞。临床上用于放疗、化疗后白细胞减少症、原发性肝癌、转移性肝癌、宫颈癌出血等。山茱萸中的熊果酸在体外能迅速有效地杀死培养细胞，熊果酸 0.125mg/ml 时可杀死 70% 的艾氏腹水癌细胞、87% 的 SP20 细胞和 97% 的小鼠淋巴细胞，使培养的淋巴细胞几乎完全失去淋转、IL-2 生成及 LAK 细胞产生的能力。无论体内、体外，适合浓度的山茱萸中的马钱素则对上述 3 种指标有促进作用，高浓度则有抑制作用[42]。

4. 抗休克、强心作用

山茱萸醇提注射液对兔和大白鼠有抗失血性休克功能，能抑制动物血小板聚集，减缓血栓的形成。马钱素能使休克模型家兔血压缓慢升高并得以维持、改善肾血流量及延长动物生存时间[43-44]。山茱萸水煎药液对动物离体及在体心脏的强心作用，证实山茱萸能明显增强大鼠离体乳头肌收缩强度，改善心得安所致的家兔左室功能不全，具有明确的强心作用[45]。

5. 抗心律失常作用

张兰桐等[46]研究了 4 种山茱萸提取液对氯仿诱发小鼠室颤模型的影响，山茱萸总提液、乙酸乙酯提取液、山茱萸提取残余液具有明显的抗心率失常的作用，山茱萸总苷类不具有抗心律失常活性。山茱萸能明显延长乌头碱诱发大鼠心律失常的潜伏期，降低氯化钙致大鼠室颤的发生率和死亡率。山茱萸含有较多的 $K^+$，使得向细胞内转运增多，可能也是山茱萸抗心律失常的作用机制之一。离体观察动物心脏乳头肌收缩节律可评估药物抗心率失常作用。

6. 抗炎、杀菌作用

山茱萸多糖对热和化学刺激引起的疼痛反应均有显著的镇痛作用；对急、慢性炎症反应有明显的抑制作用；对毛细血管通透性有抑制作用。另外，山茱萸提取液对细菌和部分酵母的抑菌效果显著[47-48]。

7. 其他作用

山茱萸还能明显提高血红蛋白含量，明显增强小鼠体力和抗疲劳能力，提高记忆力，以及增加精子活动度及兴奋子宫，治疗不孕症等作用。同时山茱萸水提物有抗氧化作用、降压利尿作用。其所含鞣质类成分能抑制破骨细胞形成，对抗骨质疏松。美国加利福尼亚中医诊所长期的研究证实，山茱萸具有抗艾滋病的功效。新近从山茱萸中分离得到一种环烯醚萜对丙肝病毒有抑制作用。

### 四、枸杞子药理研究

#### （一）主要化学成分

宁夏枸杞的成熟果实含甜菜碱，阿托品，天仙子胺。又含玉蜀黍黄质，酸浆果红素，隐黄质，东莨菪素，胡萝卜素，硫胺素，核黄素，烟酸，维生素 C。种子含氨基酸：天冬氨酸，脯氨酸，丙氨酸，亮氨酸，苯丙氨酸，丝氨酸，甘氨酸，谷氨酸，半胱氨酸，赖氨酸，精氨酸，异亮氨酸，苏氨酸，组氨酸，酪氨酸，色氨酸，蛋氨酸。还含钾、钙、钠、锌、铁、铜、铬、锶、铅、镍、镉、钴、镁等元素。另含具有促进免疫作用的枸杞多糖，含量约为 7.09%。又含牛磺酸，$\gamma$ - 氨基丁酸。

#### （二）药理作用

**1. 降血糖和降血脂作用**

细胞水平研究显示枸杞多糖明显增强受损胰岛细胞内 SOD 的活性，提高胰岛细胞的抗氧化能力，减轻过氧化物对细胞的损伤，降低了丙二醛生成量，表明枸杞多糖对四氧嘧啶损伤的离体大鼠胰岛细胞有一定的保护作用[49]。另外，枸杞多糖对高血脂症兔的血脂有明显影响，能显著降低血清胆固醇（TC）及甘油三脂（TG）含量，降脂有效率达100%[50]。

**2. 增强免疫功能和抗疲劳作用**

枸杞多糖能显著增强机体免疫功能。研究发现，枸杞多糖具有明显的提高吞噬细胞的功能，提高 T 淋巴细胞的增殖能力，增加血清 IgG 含量，增强补体活性等作用[51]。另外，枸杞多糖能显著地增加小鼠肌糖原、肝糖原储备量，提高运动前后血液乳酸脱氢酶总活力；降低小鼠剧烈运动后血尿素氮增加量，加快运动后血尿素氮的清除速率；显示枸杞多糖对提高负荷运动的适应能力、抗疲劳和加速消除疲劳具有十分明显的作用[52]。

**3. 抗衰老作用**

人体衰老主要是细胞氧化所致，枸杞多糖在体外可以直接清除羟自由基并能抑制自发或由羟自由基引发的脂质过氧化反应。灌服枸杞多糖能提高 D - 半乳糖致衰老小鼠体内谷胱甘肽过氧化物酶（GSH - Px）和超氧化物歧化酶（SOD））活性，从而可以清除过量的自由基，起到延缓衰老的作用[53]。

4. 细胞保护和抗肿瘤作用

枸杞多糖坩机体细胞具有较强的保护作用并能使受损细胞恢复正常功能. 研究表明枸杞多糖对环磷酰氨（CY）造成的损伤后的染色体具有修复保护作用[54]。枸杞多糖还可显著提高荷瘤鼠胸腺指数、细胞吞噬功能、脾细胞抗体形成、淋巴细胞转化反应、细胞毒性 T 淋巴细胞杀伤功能及降低脂质过氧化值等，具有明显的抗肿瘤活性[55]。

5. 其他作用

枸杞子除了有以上作用外，研究表明其还具有保护生殖系统、保肝、抗辐射和促进发育等作用[56－57]。

## 五、鹿角胶药理研究

### （一）主要化学成分

含胶质、磷酸钙、碳酸钙、磷酸镁、氨基酸及氮化物等。

### （二）药理作用[58]

1. 对人体的淋巴母细胞转化有促进作用，效果较大肠菌脂多糖强。

2. 对血细胞的影响：能促进周围血液中的红细胞，白细胞，血小板的量增加。

3. 对豚鼠进行性肌营养障碍证，有显着的防治和治疗作用。可以促进钙的吸收体

和内的潴留，使血中钙略有增高，这种钙质载运作用可能与其所含甘氨酸有关。

## 六、菟丝子药理研究

### （一）主要化学成分

菟丝子主要含黄酮类、糖苷、氨基酸及微量元素，还有胆甾醇、芸苔甾醇、谷甾醇、豆甾醇及三萜酸类、生物碱、香豆素、鞣酸等化学成分。黄酮类为菟丝子的主要有效成分，主要的黄酮类化合物有山奈酚、槲皮素、金丝桃苷、紫云英苷等。氨基酸包括 15 种，其中 7 种为人体必需氨基酸，即苏氨酸、缬氨酸、蛋氨酸、异亮氨酸、亮氨酸、苯丙氨酸、赖氨酸；2 种为半必需氨基酸，组氨酸和精氨酸。微量元素主要有铜、锰、锌、铁等。

## （二）药理作用

### 1. 免疫调节作用

菟丝子具有促进成骨细胞增殖及分化成熟，降低破骨细胞生存率、诱导其凋亡的作用，血清药理学实验提示含药血清同样具有促进成骨细胞增殖和分化的作用[59]。菟丝子对黑素瘤细胞内酪氨酸酶的成熟、稳定及内质网输出具有一定促进作用[60]。菟丝子提取物对 MPP + 诱导的神经嗜铬细胞瘤 $PCI_2$ 细胞凋亡及 ROS 造成的 $PCI_2$ 细胞损伤均有明显的保护作用[61-62]，同时具有诱导大鼠成骨细胞向神经元细胞定向分化的作用[63]。张庆平等研究结果显示菟丝子可显著促进小鼠免疫器官脾脏、胸腺增长，并提高巨噬细胞吞噬功能，促进淋巴细胞增殖反应，诱导白介素产生，说明菟丝子具有增强小鼠机体免疫功能和免疫调节作用[64]。

### 2. 抗衰老作用

蔡曦光等[65]研究显示菟丝子多糖能使衰老小鼠心、肝、肾组织中 MDA 含量和脑中 LF 不同程度下降，SOD 及 GSH - PX 活力不同程度提高，胸腺指数和脾脏指数不同程度升高，显示菟丝子多糖有显著抑制非酶糖基化反应，减少自由基生成，从而发挥抗衰老作用。王昭等[66]研究显示菟丝子能明显增强衰老模型小鼠的红细胞免疫功能，具有延缓衰老作用。

### 3. 生殖系统作用

颜志中及杨欣等研究发现菟丝子可通过其有效的抗氧化作用，拮抗 ROS 的氧化作用，对 ROS 造成的精子膜、顶体结构和精子线粒体功能过氧化损伤具有明显的保护作用[67-68]。

### 4. 代谢调节作用

杜建海等[69]研究发现，菟丝子水提取物可促进脂肪组织释放游离脂肪酸，并存在剂量效应关系。心得安、异搏定和无钙液可不同程度的阻断菟丝了的兴奋作用，说明菟丝子水提物可通过增加 FFA 的释放，促进离体脂肪组织的分解代谢，其作用可能部分经肾上腺素能受体、异搏定敏感的 L 型 $Ca^{2+}$ 内流介导。余辉艳等[70]研究发现菟丝子水煎液可诱导大鼠肝微粒体中的 CYP2D6 和 CYP1A2，而对 CYP3A4 无影响。

### 5. 内分泌系统作用

王建红等[71]通过心理应激刺激方法研究发现菟丝子能调节卵巢内分泌功能。其作用机理：菟丝子黄酮下调心理应激大鼠下丘脑神经递质 $\beta$ - EP，上调腺垂体 LH 水平；可能是菟丝子黄酮调节下丘脑 - 垂体 - 卵巢轴功能的机理之一。

6. 其他作用

菟丝子还具有增加心肌收缩力，营养神经，改善记忆、抗疲劳及耐缺氧等作用[72]。

## 七、杜仲药理研究

### （一）主要化学成分

已知的有效成分主要有木脂素类及其苷类、环烯醚萜类、杜仲胶、苯丙素类、多糖、甾萜类化合物、黄酮类化合物等 40 多种化合物。其中木脂素类及环烯醚萜类所占的比例较大。杜仲皮、叶含 14 种木脂素和木脂素苷，与苷元联接的糖均为吡喃葡萄糖。杜仲皮、叶中分出的 10 种环烯醚萜类，包括都桷子素葡萄糖苷、桃叶珊瑚苷、筋骨草苷、杜仲苷、玄参苷乙酸酯及葡匐苷等。苯丙素类苯丙素类化合物广泛存在于杜仲根皮、茎皮、绿叶和落叶中，包括绿原酸、绿原酸甲酚、咖啡酸、松柏酸、松柏苷、丁香苷及香草酸等。另外杜仲中含有 $\beta$ - 谷甾醇，胡萝卜苷和三萜类化合物（白桦脂醇、白桦脂酸、熊果酸、直链三萜醇）。杜仲总多糖是近年来在杜仲中新发现的活性成分。黄酮类化合物也是杜仲的主要有效成分之一，其含量的高低是判断杜仲生药及其产品质量的重要指标，目前从杜仲叶中分离得到 5 个黄酮类化台物，包括山索酚、榭皮苷、紫云英苷、陆地棉苷、芦丁[73-74]。

### （二）药理作用

#### 1. 对心血管系统的作用——降压作用

王彩兰等[75]发现杜仲树皮的提取物及煎剂对动物有持久的降压作用。杜仲的炮制与剂型对降压作用有一定影响，煎剂作用强于酊剂，炒杜仲的降压作用较生杜仲为大。杜仲对猫有降压作用，但持续较短，"快速耐受"现象不显著。对胆甾醇动脉硬化家兔之降压作用较对正常家兔更为显著，但会产生"快速耐受"。冉懋雄等[76]实验发现杜仲对正常兔耳血管有直接扩张作用，但同样浓度却使实验性胆甾醇动脉硬化兔耳血管收缩，对正常家兔的冠状血管与肾血管在低浓度时多呈扩张作用，高浓度时则相反，对动脉硬化家兔的冠状血管在低浓度时亦呈收缩作用。

#### 2. 对免疫功能的影响

华讯等[78]研究发现杜仲叶水煎醇沉液能抑制 2，4 - 二硝基氯苯所致的小鼠迟发型超敏反应，并能对抗大剂量氧化可的松所致的 T 细胞百分比降低，可使荷瘤小鼠外周血中 T 细胞百分比增高，腹腔巨噬细胞吞噬细胞功能增强，对细胞免疫显示双相的调节作用[77]。杜仲叶水煎剂具有提高小鼠吞噬碳墨粒的作用。另对氢化可的松作用下小鼠巨噬细胞吞噬红细胞功能有明显影响，使吞噬活力增加，表明杜仲有增强机体免疫功能的作用。同本研究小组曾对杜仲的粗提物进行研究，证实其具有抗骨质疏松症的效果[79]。

### 3. 镇静、镇痛作用

李欣等[80]研究杜仲雄花水溶性生物碱能有效减少小鼠的自主活动次数；与戊巴比妥钠有较好的协同作用，能显著增加阈下剂量的小鼠睡眠率，延长阈下剂量及阈上剂量的睡眠时间，并缩短睡眠潜伏期；杜仲雄花水溶性生物碱还能有效降低尼可刹米所致的小鼠惊厥率，延长惊厥潜伏期。

### 4. 利尿作用

杜仲的各种制剂对麻醉犬均有利尿作用，且无"快速耐受"现象，对正常大鼠、小鼠亦有利尿作用，推论杜仲的利尿作用可能与钾有关。

### 5. 抗炎作用

黄红莹等[81]以 2，4 - 二硝基氯苯诱导小鼠特应性皮炎为动物模型，研究发现杜仲雄花茶水提液可抑制血清 IgE 及血清 IL - 4 产生，上调 IFN - γ，认为杜仲雄花茶水提液对特应性皮炎具有抗炎、抗过敏作用。

### 6. 其他作用

研究发现杜仲还具有明显的抗冻作用，抗脂质过氧化，降糖等作用，同时还能影响细胞的分裂和分化、调节细胞的生长和衰老[82]。

## 八、当归药理研究

### (一) 主要化学成分

到目前为止，从当归中已分得多种类型的化合物，其中主要涉及苯酞类、有机酸类和多糖类。当归挥发油以 z - 藁本内酯为主要成分。阿魏酸是较早被分离和鉴定出的当归有效成分，也是当归有机酸部分的主要成分之一，此外还含有樟脑酸、茴香酸、壬二酸、邻苯二甲酸、肉豆蔻酸、癸二酸、兰桉酸等有机酸及异丁基巴豆酸酯、9，12 十八烯酸单甘油酯、9，12 - 十八二烯酸乙酯、十七酸乙酯、α - 亚麻酸甲酯等酯类化合物。当归还含有丰富的氨基酸，游离氨基酸中含量最高的是精氨酸，总氨基酸最高的是谷氨酸。除此之外，当归还含有尿嘧啶、腺嘌呤、微量元素（钙、铝、镁、钠、钾、锌等）、磷脂以及维生素 A、维

生素 $B_1$ 等成分。

## （二）药理作用

### 1. 对心血管系统的影响

当归可剂量依赖性的降低氯化钙诱发的大鼠心律失常的死亡率，同时可减少心律失常发生率、延迟心律失常出现的时间并缩短心律失常的持续时间，对氯化钙诱导的实验性大鼠心律失常有较好的预防保护作用[83]。当归 A3 部位（即当归总挥发油中萃取得到的中性、非酚性部位）可抑制右心房的自搏频率，延长功能性不应期（FRP）并抑制心肌收缩力[84]。当归芍药散能明显降低大鼠血清胆固醇（Tc）、甘油三酯（TG）、低密度脂蛋白胆固醇（LDL－C）及氧化型低密度脂蛋白胆固醇（ox－LDL）、丙二醛（MDA）水平，升高高密度脂蛋白胆固醇、超氧化物歧化酶（SOD）水平，显著降低大鼠主动脉组织中血管细胞黏附分子－1（VCAM－1） mRNA 的表达，提示当归芍药散具有保护血管内皮细胞功能的作用，可进一步阻抑动脉粥样硬化的发生发展[85]。

### 2. 对血液系统的影响

当归多糖能显著延长凝血时间、缩短出血时间；延长凝血酶时间和活化部分凝血酶时间，而对凝血酶原时间影响较小；显著升高血小板聚集率。提示当归多糖有较强的抗凝血和止血作用，其止血作用与其促进血小板聚集作用有关[86]。另外，当归多糖动员的小鼠造血干/祖细胞移植后能够重建造血衰竭小鼠长期造血，且与重组人粒细胞集落刺激因子（rhG－CSF）有协同作用[87]。

### 3. 对脑缺血的影响

当归内酯能够显著缩小大鼠脑中动脉缺血（MCAO）导致的梗死面积和体积，改善 MCAO 大鼠的神经症状，减少 MCAO 大鼠的脑水肿程度，降低缺血脑组织中 iNOS 表达量及其酶活性以及 NO 水平，对大鼠局部脑缺血损伤具有明显的保护作用[88]。阿魏酸钠能抑制缺氧诱导的内皮素（ET－1）释放，显著抑制缺氧内皮细胞中核转录因子（NF－KB）的表达及核移位现象，增加核转录抑制蛋白的表达和脑皮质微血管内皮细胞活性，对大鼠脑皮质内皮细胞缺氧损伤具有保护作用[89]。

### 4. 对子宫的影响

当归挥发油对正常离体大鼠子宫平滑肌的收缩功能呈双向调节作用，主要表现为小剂量兴奋，大剂量抑制，其中抑制子宫收缩的最佳活性部位为当归挥发油的中性、非酚性部位。较大剂量的当归挥发油能浓度依赖性地抑制缩宫素诱发的子宫平滑肌的兴奋，明显抑制高钾去极化

液中 $CE^+$ 引起的子宫平滑肌收缩[90]。刘琳娜等[91]通过正常和经缩宫素处理的小鼠离体子宫平滑肌实验．观察了当归精油对这两种子宫平滑肌的收缩幅度、收缩频率及活动力的影响，结果发现，当归精油可抑制离体子宫平滑肌的收缩，主要表现为张力下降、节律变慢、收缩力减弱，可用于痛经的治疗。

### 5. 对免疫系统的影响

李健蕊等[92]研究发现当归总内酚能明显促进脾细胞、胸腺细胞增殖，且不同浓度的当归总内酯可增强白细胞介素 – 2（IL – 2）诱导的 LAK 细胞杀伤活性，明显增强小鼠脾细胞产生 IL – 2 的能力，拮抗环磷酰胺引起的小鼠免疫功能抑制作用。

### 6. 对支气管平滑肌的影响

当归挥发油中的藁本内酯具有较强的解痉平喘作用，可松弛支气管平滑肌，对抗组织胺、乙酰胆碱引起的支气管哮喘，且藁本内酯 0.14mg/kg 产生的平喘效力与氨茶碱 50mg/kg 相仿。藁本内酯不仅对豚鼠离体器官有明显的松弛作用，而且对乙酰胆碱、组织胺以及氯化钡引起的器官平滑肌痉挛也有明显的解痉作用[93]。

### 7. 抗炎镇痛作用

刘琳娜等[94]研究发现当归挥发油对采用化学刺激物（醋酸）注入小鼠腹腔，引起深部的、大面积而持久的疼痛的小鼠具有疼痛抑制作用。同时，醇提当归挥发油既可抑制炎症早期的水肿与渗出，又可以抑制炎症晚期的组织增生与肉芽组织形成，显示其具有一定的抗炎镇痛效应。

### 8. 其他作用

当归及其有效成分还具有有镇静、催眠、镇痛、麻醉，抗氧化，保肝，抗菌，抗辐射等作用。

## 九、附子药理研究

### （一）主要化学成分

附子主要含乌头碱，中乌头碱，次乌头碱，塔拉乌头胺，和乌胺即是消旋去甲基衡州乌药碱，棍掌碱氯化物，异飞燕草碱，苯甲酰中乌头碱，新乌宁碱，附子宁碱，北乌头碱，多根乌头碱，去氧乌头碱，附子亭碱，准葛尔乌头碱，尿嘧啶，江油乌头碱，新江油乌头碱，去甲猪毛菜碱等。

## （二）药理作用

### 1. 抗炎作用

研究表明附子煎剂对甲醛或蛋清引起的大鼠踝关节肿均有非常显著的抑制作用。熟附片煎剂亦能非常显著的抑制大鼠蛋清性足肿。生附子的甲醇提取物能抑制蛋清引起的小鼠腹腔血管渗透性增加和角叉菜胶引起的踝关节肿。附子水煎醇沉液腹腔注射，对大鼠蛋清性关节肿胀具有不同的抑制作用，其强度与药物剂量呈正相关性[95]。

### 2. 镇痛、镇静和对体温的影响

研究表明，附子可以显著抑制压迫大鼠尾部引起的疼痛和腹腔注射醋酸引起的小鼠扭体反应。附子水煎醇沉液腹腔注射，可显著提高小鼠的痛阈值。小鼠口服生附子冷浸液能延长环己巴比妥钠的睡眠时间，减少自主运动，并能降低体温达2小时之久。而在寒冷情况下，附子冷浸液和水煎剂则能抑制寒冷引起的鸡和大鼠的体温下降，甚至使降低的体温恢复，延长生存时间，降低死亡率。同时，附子水煎剂能显著对抗小鼠水浸应激和大鼠盐酸损伤性溃疡；还能显著对抗蓖麻油和番泻叶引起的小鼠药物性腹泻，热板法引起的小鼠疼痛[96-97]。

### 3. 强心和升压作用

去甲乌药碱是附子中的强心成分之一，对心血管系统的作用很强，能明显增加离体蛙心，在位兔心和豚鼠衰竭心脏的心肌收缩力，给麻醉犬静脉注射后，左心室压力上升最大速率和心输出量均增加，冠脉、脑和外周动脉以及全身血管阻力降低，心肌氧耗量增加。可使大鼠培养心肌细胞的搏动频率和幅度增加。上述作用可被心得安阻断，这些都与异丙肾上腺素的作用相似。附子中的去甲猪毛菜碱是一种弱 $\beta$ - 兴奋剂，它能兴奋豚鼠离体心房，增加收缩的频率，静脉注射能升高正常和毁脊髓大鼠的血压，加快心率，而毁脊髓大鼠对去甲猪毛菜碱的升压作用比正常大鼠更敏感。附子中棍掌碱具有明显的升压和强心作用[98-100]。

### 4. 增加心率作用

去甲乌药碱能加速心率，对实验性缓慢型心律失常有改善作用。临床观察也证实了去甲乌药碱对缓慢型心律失常有明显的治疗作用。静脉注射后，病人的心率均有不同程度的增加，窦性心动过缓恢复到正常水平，窦房阻滞和结区房室传导功能得到改善。实验还表明，去甲乌药碱和异丙肾上腺素对 $\beta$ - 肾上腺素能受体的亲和力相似，但内在活性明显小于异丙肾上腺素。从而直接证明去甲乌药碱是 $\beta$ - 肾上腺素能受体部分激动剂。对气管 $\beta_2$ - 受体也有明显的激动作用，此作用比直接激动心

肌 $\beta_1$ - 受体强[101-103]。

5. 对免疫功能的影响

严桂珍等[104]报道附子理中汤能提高脾阳虚家兔 T 淋巴细胞转化率，红细胞 C3b 受体花环率附子理中汤择时用药对脾阳虚家兔免疫功能的影响。阮期平等[105]发现附子中两种糖复合物有抗癌、抗衰老和增强免疫机能的作用。

6. 抗衰老作用

盛延良等[106]研究结果显示，白术、附子、肉桂合剂使老年小鼠，bcl - 2 表达下调，线粒体 cytC 明显降低，对老龄小鼠脑神经细胞凋亡有明显的抑制作用。张涛等[107]研究发现，附子能提高老年大鼠血清血清总抗氧化能力（TAA）及红细胞红细胞超氧化物歧化酶（SOD）的活性，降低脑组织脑组织脂褐素（LPF）和肝组织肝组织丙二醛（MDA）含量，增加心肌组织 $Na^+$、$K^+$ - APTase 的活性，可改善肝细胞膜肝细胞膜脂流动性（LFU）附子能增强抗机体抗氧化能力，具有抗衰老作用。田秋芬等[108]，实验发现附子泻心汤能延长小白鼠负重游泳的存活时间，提高负重游泳的耐力，可能具抗疲劳、抗衰老作用。

7. 抗肿瘤作用

杨庆等[109]通过对附子与贝母单用及配伍后体内外抗肿瘤实验发现附子、浙贝单用均有抑瘤及抑制癌转移作用。董兰凤等[110]发现附子粗多糖和酸性多糖有显著的抑瘤作用，其作用机制主要是增强机体的细胞免疫功能，诱导肿瘤细胞凋亡和调节癌基因的表达。王米渠等[111]附子干姜汤可使大鼠 C3b 受体免疫黏附功能上升；使血中循环免疫复合物（CIC）减少，使肿瘤坏死因子（TNF）有下降的趋势。

8. 其它作用

附子还具有扩张外周血管，治疗病态窦房结综合征，促进血小板聚集，降低血糖等作用[112]。

十、肉桂药理研究

（一）主要化学成分

肉桂皮含挥发油 1% ~ 2%。油中的主要成分为肉桂醛，含量达75% ~ 85%，并含少量乙酸桂皮酯、桂皮酸、乙酸苯丙酯等，此外，尚含肉桂醇 D1、D2、D3、前矢车菊素 B2、B3、B4、表儿茶精、儿茶精、儿茶精衍生物、香豆精、胆碱、O 一谷甾醇、原儿茶酸、反式桂皮酸、$3 - \alpha - o - \beta - D$ 吡喃葡萄糖苷、3，4，5 - 三甲氧基酚 $1 - O - \beta - D$ 洋

芫荽糖呋喃酰 - （1 - 6） - $\beta$ - D - 吡喃葡萄糖苷、桂皮醛环丙三醇
（1，3）缩醛、香草酸、微量丁香酸、D - 葡萄糖和黏液、鞣质等。另
外，近几年分离得一系列抗补体活性的双萜化合物、如肉桂醚、辛卡西
醇 A、B、C1、C2、C3、D1、D2、D3，辛卡西醇 A - 19 - O - $\beta$ - D - 吡
喃葡萄糖苷、辛卡西醇 C1 - 葡萄糖苷、辛卡西醇 D1 - 葡萄糖苷、辛卡
西醇 D2 - 葡萄糖苷等。此外，从肉桂中共分离出 5 种瑞诺烷二萜结构
类型的辛卡西醇及其苷类共 20 个化合物[113]。

## （二）药理作用

### 1. 心血管系统作用

桂皮醛有扩张血管、促进血液循环、降低血压、缓解肢体疼痛的作
用。由于其能改善末梢循环及心肌供血，所以还有一定的抗休克作用；
肉桂提取物在试管内或静脉注射均能明显抑制二磷酸腺苷二钠诱导的大
白鼠血小板聚集。肉桂水煎剂、甲醇提取物水溶解或单体桂皮酸、香豆
素有预防静脉或动脉血栓形成的作用，也能增加离体心脏冠脉流量，这
表明肉桂对外周血管有直接扩张作用[114]。

### 2. 抗菌作用

科研人员对肉桂水浸出液的抑制作用进行了研究，涉及大肠杆菌、
痢疾杆菌、伤寒杆菌、金黄色葡萄球菌、白色葡萄球菌及白色念珠菌
等，结果表明肉桂在体
外对上述菌株均有明显的抑制作用。肉桂挥发油对革兰阳性菌及革
兰阴性菌均有良好的体外抑菌效果[115]。

### 3. 解热、镇痛作用

肉桂的热水提取物中分离出的鞣酸样物质有明显的抗炎活性，其抗
炎机制主要是通过抑制 NO 的生成而发挥抗炎作用。肉桂中有效成分桂
皮醛对动物用伤寒副伤寒混合疫苗引起的人工发热可以起到一定的降温
作用，且对小鼠有明显镇静作用；桂皮醛能明显提高小鼠对热刺激的痛
阈，并能显著抑制乙酸所致的小鼠扭体次数，桂皮水提物能显著延迟热
刺激痛觉反应时间[116]。

### 4. 消化系统作用

肉桂对胃肠有缓和的刺激作用，能增强消化功能，排除消化道积
气，缓解胃肠痉挛性疼痛，肉桂水提能通过增加胃黏膜血流量，改善
循环，抑制胃溃疡形成。现已经从肉桂提取物中分离出的强抗溃疡活性
成分包括桂皮苷、肉桂苷、3，4，5 - 三羟基苯酚 - $\beta$ - D - 洋芫荽糖
（1 - 6）- $\beta$ - D - 吡喃葡糖苷以及 3 - （ - 2 羟基苯基）丙酸及其苷。

另外肉桂对麻醉大鼠有明显利胆作用[117]。

### 5. 增强免疫作用

肉桂水提物能抑制网状内皮系统吞噬功能和抗体形成。用肉桂的200mg/kg提取物给小鼠进行腹腔注射，发现其能明显抑制小鼠对炭粒的廓清指数、溶血素生成和幼年小鼠脾脏质量，但对大鼠被动皮肤变态反应无明显影响[118]。

### 6. 治疗糖尿病作用

胥新元等[119]通过药理实验证明肉桂挥发油有降血糖作用。2001年美国的研究者也发现作为调味品的肉桂可以治疗糖尿病。Anderson等通过进一步研究表明肉桂的提取物可以增加胰岛素的敏感性，有助于机体内葡萄糖的代谢[120]。

### 7. 治疗痛经作用

痛经的机制目前认为是因子宫的过度收缩而致，子宫不正常收缩，导致子宫平滑肌缺血，子宫肌肉的缺血又可引起子宫肌肉的痉挛性收缩，从而产生疼痛而出现痛经。现代研究表明肉桂挥发油有抑制小鼠离体子宫收缩的作用，而且存在一定的浓度效应依存关系[121]。

### 8. 抗肿瘤作用

桂皮酸是调节植物细胞生长和分化的激素，近年研究发现桂皮酸能抑制人胶质母细胞瘤、黑色素瘤和激素不敏感的前列腺癌等细胞系的增殖，对高转移人肺癌细胞恶性表型有逆转和抑制侵袭作用，能诱导人肺腺癌细胞、人肝癌细胞、人早幼粒白血病细胞等的分化[122-123]，是一种对多种细胞有分化作用的天然分化诱导剂。

### 9. 其他作用

研究表明大量桂皮油可引起子宫充血，显示其具有通经作用。桂皮油吸收后由肺排出，使黏液稀释，呈现祛痰镇咳作用。其他还包括杀虫、抗醛糖还原酶活性等作用。

# 第二节　右归丸全方药理研究

### 1. 抗衰老研究

戴薇薇，金国琴等[124-125]以自然衰老大鼠为肾虚模型，观察了大鼠大脑边缘系统海马和杏仁核对下丘脑-垂体-肾上腺-胸腺（HPAT）轴调节的增龄性变化及左归丸与右归丸的调整作用。发现补肾方药左归丸、右归丸可影响老年大鼠大脑边缘系统（海马、杏仁核）对HPAT轴的调控作用，纠正老年大鼠神经内分泌功能的异常变化，进而有助于延缓衰老。

左归丸和右归丸能从不同程度纠正了老年大鼠海马和杏仁核脑区氨基酸类神经递质代谢所呈现的紊乱状态，使兴奋性和抑制性氨基酸这两大类递质最终趋向平衡，进而利于维持老年机体 HPAT 轴调节的动态平衡。老年大鼠下丘脑 NMDAR1、GABAARα1 蛋白表达明显降低，补肾方药左归丸和右归丸均能明显提高老年大鼠下丘 NMDAR1、GABAARα1 蛋白表达水平。[126]

和喜梅等[127]通过原位杂交实验表明老年大鼠海马各分区 BDNFmRNA 表达明显减弱。海马 CA1 区和 CA3 区存在大量锥体细胞，属于胆碱能神经通路的组成结构。戴薇薇等[126]通过研究发现补肾方药左归丸、右归丸可以通过纠正相关基因的异常表达改善老年大鼠的学习记忆功能。

方学韫等[128]通过右归丸中微量元素的测定，发现右归丸中与衰老有关的人体必需微量元素——铜、锰含量高，右归丸通过补充人体必需的这些微量元素，对防治疾病，抗衰老起积极治疗作用。马威等[129]通过研究右归丸治疗肾阳虚模型的血液微量元素变化，亦发现肾阳虚证中，微量元素含量下降，经右归丸治疗缓解肾阳虚证后，微量元素含量升高。

2. 免疫及血液系统研究

后盾[130]通过对右归丸加减方对慢性再生障碍性贫血免疫学指标变化的观察，推测右归丸加味后能提高再障患者辅助性 T 淋巴细胞的比例，部分抑制再障患者抑制性 T 淋巴细胞 CD8 的功能升高，调节 TH/TS 的动态平衡从而达到治疗目的。

3. 神经系统研究

王蕾等[131]研究发现左右归丸能明显减轻髓鞘脱失，对大鼠髓鞘有保护作用。其机制可能与刺激髓磷脂碱性蛋白（MBP）及 NF200 合成有关。因此促进新生髓鞘和轴突的建立可能是补肾生髓对本病治疗作用的基础。

曹奕等[132]通过观察右归丸对老年大鼠听力自然衰退的影响，发现右归丸对老年性耳聋的发生具有缓解作用。

4. 生殖系统研究

徐晓娟等[133]采用体外细胞培养技术，观察了温补肾阳代表方右归丸水提液对小鼠颗粒细胞雌激素（E2）、孕酮（P）分泌的直接影响，实验结果表明，该方水提液高剂量组（0.18g/ml）可明显促进颗粒细胞孕酮（P）的分泌，同时刺激雌激素（E2）的分泌。因此认为该药治疗临床上月经后期或伴量少，属肾阳虚精血亏虚者的机理，可能与其直接促进颗粒细胞分泌雌激素（E2）、孕酮（P）功能有关。而其进一步的机理研究表明该方水提液高剂量组可明显升高颗粒细胞内第二信使cAMP浓度，提示促进颗粒细胞分泌功能可能与激活腺苷酸环化酶有关；陈津岩等[134]研究显示：肾阳虚证模型动物经灌服右归丸后血清T含量显著升高和E2/T比值降低，表明肾阳虚存在性腺系统（HPG）不同环节、不同程度的功能紊乱，右归丸可从多个环节调节HPG的多种性激素恢复至接近正常水平，这可能是临床应用右归丸治疗生殖系统疾病的重要依据。

5. 对激素水平影响的研究

近年研究证实肾阳虚证包含了西医学中的多种疾病，这与下丘脑－垂体－甲状腺轴、肾上腺轴和性腺轴涉及机体诸多生理功能相一致。陈津岩等采用氢化可的松复制肾阳虚动物模型，观察到肾阳虚大鼠灌服右归丸后，血清甲状腺素（T4）、三碘甲状腺原氨酸（T3）水平明显升高、促甲状腺素（TSH）水平反馈性降低；血清下丘脑促肾上腺皮质激素释放激素（CRH）及血浆促肾上腺皮质激素（ACTH）、皮质醇（Cor）含量明显升高；血清睾酮（T）含量显著升高，E2/T比值降低。右归丸对这些激素的变化的影响，也是许多其他治疗作用的基础。右归丸对肾阳虚证所能取得的较好疗效，与其可以减轻下丘脑－垂体－靶腺功能受损及具有修复功能相关。[134]

## 参考文献

[1] 梁爱华，薛宝云，王金华. 鲜地黄与干地黄止血和免疫作用比较研究. 中国中药杂志，1999，24（11）：663－666
[2] 刘福君，赵修南，汤建芳等. 地黄寡糖对sAMP8小鼠造血祖细胞增殖的作用. 中国药理学与毒理学杂志，1998，12（2）：127－130
[3] 于震，王军，李更生，等. 地黄苷A对环磷酰胺致小鼠白细胞少症的影响. 中草药，2001，32（11）：1002－1004
[4] 王军，于震，李更生，等. 地黄苷A对"阴虚"及免疫功能低下小鼠的药理作用，中国药学杂志，2002，37（1）：20－22
[5] 苗明三，方晓艳. 怀地黄多糖免疫兴奋作用的实验研究. 中国中医药科技，2002，9（3）：159－160
[6] 崔瑛，侯士良，颜正华，等. 熟地黄对毁损下丘脑弓状核大鼠学习记忆及海马c－fos，NGF表达的影响. 中国中药杂志，2003，28（4）：362－365
[7] 崔瑛，颜正华，侯士良，等. 熟地黄对动物学习记忆障碍及中枢氨基酸递质、

受体的影响. 中国中药杂志, 2003, 28 (9): 862 – 866

[8] 章永红. 地黄对小鼠实验性肾病模型的作用. 河南中医, 1999, 19 (2): 27 – 28

[9] 汤依群, 戴德哉, 黄宝. 地黄对缺氧大鼠心脑肾线粒体呼吸功能的保护作用. 中草药, 2002, 33 (10): 915 – 917

[10] 万昌武, 张雅丽, 桂华珍, 等. 地黄不同方法提取物制剂降糖作用的实验研究. 贵州医药, 2003, 27 (12): 1112 – 1113

[11] 王晓莉, 张汝学, 贾正平. 地黄寡糖灌胃对糖尿病人鼠的降糖作用及对肠道菌群的影响, 西北国防医学杂志, 2003, 24 (2): 121 – 123

[12] 张汝学, 贾正平, 周金黄. 地黄寡糖抗糖尿病药理作用及机制研究. 中医药学刊, 2003, 21 (12): 2103 – 2105

[13] 高治平. 熟地黄对雌性小鼠老化进程中雌、孕激素受体含量的上调作用. 山西中医学院学报, 2000, 1 (4): 1 – 3

[14] 曲有乐, 陈虹, 庞茂征. 熟地黄提取液对小鼠 $Na^+$、$K^+$ – ATPase 活性影响的研究. 中国现代应用药学杂志, 200I, 18 (3): 194 – 195

[15] 苗明三, 孙艳红, 方晓艳. (怀) 熟地黄多糖抗氧化作用. 中国中医药信息杂志, 2002, 9 (10): 32 – 33

[16] 王竹立, 李林, 叶美红, 等, 干地黄对胃黏膜的快速保护作用及其机制. 中国中西医结合脾胃杂志, 2000, 8 (5): 265 – 267

[17] Prieto JM, Recio MC, Giner RiM, et al. Influence of traditional Chinese anti – inflammatory medicinal plants on leukocyte and platelet functions. J Pham Pharmacol, 2003, 55: 1275 – 1282

[18] Oh KO, Kim SW, Kim JY, et al. Effect of Rehmannia glutinosa Libosch extracts on bone metaboIism. Clin Chim Acta, 2003, 334: 185 – 95

[19] 何云. 山药多糖降血糖作用的实验研究. 华北煤炭医学院学报, 2008, (4): 448

[20] 马立新, 吴丽平, 贾连春, 等. 山药对糖尿病肠病患者血糖及胃肠激素的影响. 时珍国医国药, 2007, 18 (8): 1864 – 1865

[21] 郝红利, 肖本见, 梁文梅. 山药多糖对糖尿病小鼠降血糖作用. 中国公共卫生, 2006, 22 (7): 804 – 805

[22] 舒思浩, 洪爱蓉, 胡宗礼, 等. 山药对糖尿病小鼠血糖、血脂、肝糖元和心肌糖元含量的影响. 咸宁医学院学报, 1998, 12 (4): 223 – 226

[23] 王丽霞, 刘安军, 舒媛, 等. 山药蛋白多糖体外抗氧化作用的研究. 现代生物医学进展, 2008, 8 (2): 242 – 245

[24] 相湘. 山药的抗衰老作用研究. 医药论坛杂志, 2007, 28 (24): 109 – 110

[25] 郑素玲, 王艳华, 吴朝晖. 山药对老龄小鼠免疫器官组织结构的影响. 中国老年学杂志, 2007, 27 (19): 1881 – 1882

[26] 徐增莱, 汪琼, 赵猛, 等. 怀山药多糖的免疫调节作用研究. 时珍国医国药,

2007, 18 (5): 1040－1041

[27] 苗明三. 怀山药多糖对小鼠免疫功能的增强作用. 中药药理与临床, 1997, 13 (3): 25－26

[28] 赵国华, 李志孝, 陈宗道. 山药多糖 RDPS－l 的结构分析及抗肿瘤活性. 药学学报, 2003, 38 (1): 37－41

[29] 杭悦宇, 秦慧贞, 丁志遵. 山药新药源的调查和质量研究. 植物资源与环境, 1992, 1 (2): 10－11

[30] 阚建全. 山药活性多糖抗突变作用的体外实验研究. 营养学学报. 2001, 23 (1): 76－78

[31] 李树英. 山药健脾胃作用的研究. 中药药理与临床, 1990, 9 (4): 232

[32] 李雅梅, 李华, 李春荣. 山茱萸化学成分及其药理作用研究进展. 武警医学院学报, 2010, 19 (6): 500－502

[33] 李建军, 杨冉, 陈晓岚, 等. 山茱萸挥发油化学成分的 GC－MS 研究. 中草药, 2003, 34 (6): 503－504

[34] 韩淑燕, 潘扬, 杨光明, 等. 超临界 $CO_2$ 萃取山茱萸成分研究. 中国中药杂志, 2003, 28 (12): 1148－1150

[35] 张兰桐, 袁志芳, 杜英峰, 等. 山茱萸的研究近况及开发前景. 中草药, 2004, 35 (8): 952－955

[36] 苗明三, 方晓燕, 杨云. 山茱萸多糖对小鼠免疫功能的影响. 河南中医, 2002, 2 (22): 12－13

[37] 赵武述, 张玉琴, 李洁, 等. 山茱萸成分的免疫活性研究. 中草药, 1990, 21 (3): 17－20

[38] 贾德贤, 闫兴丽, 张建军, 等. 山茱萸化学及药理研究进展. 中国中医药信息杂志, 2002, 9 (7): 83－85

[39] 赵武述, 张玉琴, 赵世萍, 等. 山茱萸的免疫药理研究（Ⅱ）：总苷部分抑制免疫反应的体外效应. 中日友好医院学报, 1991, 5 (2): 71－75

[40] 陈霞, 沈爱宝, 钱东升. 山茱萸不同提取部位对小鼠血糖的影响. 南通医学院学报, 2004, 24 (2): 365－366

[41] 韩璎超, 季晖, 薛城锋. 山茱萸总萜的降血糖作用. 中国天然药物, 2006, (2): 53－57

[42] 赵世萍, 付桂香. 山茱萸化学成分和药理作用的研究进展. 中草药, 1997, 28 (3): 187－188

[43] 潘扬, 王天山. 植物山茱萸化学成分研究概况. 南京中医药大学学报, 1998, 14 (1): 61－62

[44] 王天山, 潘扬, 殷飞, 等. 马钱素与辛弗林对家兔重症失血性休克模型的作用. 南京中医药大学学报, 1999, 15 (6): 345－346

[45] 阎润红, 任晋斌, 倪艳, 等. 山茱萸强心作用的实验观察. 山西中医学院学报, 2000, 1 (2): 1－3

[46] 张兰桐，袁志芳．山茱萸的研究近况及开发前景．中草药，2004，35（8）：952 – 955

[47] 邓雯，马彦博，董淑丽．山茱萸多糖粗提物对小鼠胃肠功能及炎症的影响．全国动物生理生化第十次学术交流会论文摘要汇编，2008

[48] 黄钰铃，王斌．山茱萸果肉抑菌物质的提取及抑菌作用研究们．食品科技，2004，3：67

[49] 徐曼艳，张红锋，王煜飞．枸杞多糖对四氧嘧啶损伤的离体大鼠胰岛细胞的作用．河北中医，2002，24（8）：636 – 638

[50] 陈庆伟，陈志桃．枸杞多糖药理作用研究进展．海峡药学，2005，17（4）：4 – 7

[51] 汪积慧，李鸿梅．枸杞多糖免疫调节作用的研究．齐齐哈尔医学院学报，2002，23（11）：1204

[52] 罗琼，阎俊，张声华．枸杞多糖的分离纯化及其抗疲劳作用．卫生研究，2000，29（2）：115 – 117

[53] LI X M，MA Y L，LIU XJ. Effect of the Lycium barbarum polysaccharides on age – related oxidative stress in aged mice. Journal of Ethnopharmacology，2007，111（3）：504 – 511

[54] 吴若芬，赵承军．枸杞多糖对小鼠生精细胞染色体损伤的修复作用．陕西中医，2000，21（5）：231 – 232

[55] GAN Lu，ZHANG Sheng – hua，YANG Xiang – liang，et al. Immunomodulation and antitumor activity by a polysaccharide protein complex from Lycium barbarum. International Immunopharmacology，2004，（4）：563 – 569

[56] 汪建龙．枸杞多糖药理作用的研究进展．时珍国医国药．2005，16（10）：1032 – 1033

[57] 刘锡建，肖稳发，曹俭，等．枸杞多糖的研究进展．上海工程科技大学学报．2008，22（4）：299 – 302

[58] 吉静娴，钱璟，黄凤杰，等．鹿茸的活性物质及药理研究进展．中国生化药物杂志，2009，25（2）：23 – 25

[59] 孙悦，季晖，蔡曼玲．蛇床子、菟丝子及其复方对体外培养成骨细胞和破骨细胞的影响及血清药理学研究．中国药理通讯，2004，21（3）：14

[60] 孙秀坤，许爱娥．七种重要乙醇提取物及补骨脂素对人黑素瘤 YUGEH8 细胞酪氨酸酶的影响．中华皮肤科，2006，6：328 – 330

[61] 李志刚，姜波，包永明，等．菟丝子提取物对 MPP + 诱导的 PC12 细胞凋亡的保护作用．中成药，2006，28（2）：219 – 222

[62] 王利华，卜鹏程，包永明．菟丝子提取物对活性氧引起已分化的 PC12 细胞损伤的保护作用．细胞生物学，2005，27：69 – 72

[63] 沈骅睿，吕文科，胡晓梅．菟丝子定向诱导城固细胞向神经元细胞转化的研究．中华实用中西医，2005，18（21）：1549 – 1551

[64] 张庆平, 石森林. 菟丝子对小鼠免疫功能影响的实验研究. 浙江临床医学, 2006, 8 (6): 568 – 569

[65] 蔡曦光, 张振明, 许爱夏, 等. 女贞子多糖与菟丝子多糖清楚氧自由基及抗衰老协同作用实验研究. 医学研究, 2007, 36 (8): 74 – 75

[66] 王昭, 朴金花, 张凤梅, 等. 菟丝子对 D – 半乳糖所致衰老模型小鼠红细胞免疫功能的影响. 黑龙江医药科学, 2003, 26 (6): 16 – 17

[67] 颜志中, 杨欣, 丁彩飞, 等. 结构氧化损伤的干预作用. 中医药学刊, 2006, 24 (2): 266 – 268

[68] 杨欣, 丁彩飞, 张永华, 等. 菟丝子水提物对人精子顶体和超微结构的保护作用. 中国中药, 2006, 31 (5): 422 – 425

[69] 杜建海, 司金超, 李伟, 等. 菟丝子对大鼠离体脂肪组织释放游离脂肪酸的影响. 中药药理与临床, 2002, 18 (6): 20 – 22

[70] 余辉艳, 鲍岩岩, 于卫江, 等. 菟丝子水煎液对大鼠肝微粒体细胞色素 P450 亚型酶活性的影响. 哈尔滨医科大学学报, 2007, 41 (2): 105 – 108

[71] 王建红, 王敏璋, 欧阳栋, 伍庆华. 菟丝子黄酮对心理应激雌性大鼠下丘脑 $\beta$ – EP 与腺垂体 FSH、LH 的影响. 中药材, 2002, 25 (12): 886 – 887

[72] 潘文灏, 许志超, 赵余庆. 菟丝子的生物活性与临床应用研究进展. 亚太传统医药. 2008, 4 (4): 47 – 51

[73] 李健民, 徐艳明, 朱魁元, 等. 杜仲抗氧化生物活性研究进展. 中医药学报, 2010, 38 (2): 137 – 139

[74] 管淑玉, 苏薇薇. 杜仲化学成分与药理研究进展. 中药材, 2003, 26 (2): 124 – 129

[75] 王彩兰, 孙瑞霞, 吕文英. 杜仲叶中无机元素动态含量测定. 微量元素与健康研究, 1997, 14 (4): 33 – 33

[76] 冉懋雄, 周厚琼. 对杜仲叶深度开发的思考与建议. 中国药房, 1998, 9 (5): 203 – 203

[77] 华讯. 治疗儿童多动症不能单靠药物. 医学信息, 1996, 9 (6): 10 – 10

[78] 阴健, 郭力弓. 中药现代研究与临床应用. 北京: 科学出版社, 1993: 339 – 344

[79] 韩宇东, 李文娜. 杜仲的化学成分和药理活性及临床应用研究新进展. 中国实用医学杂志, 2010, 20 (5): 3 – 5

[80] 李欣, 刘严, 朱文学, 等. 杜仲雄花水溶性生物碱的镇静催眠作用. 食品科学, 2011, 32 (11): 296 – 297

[81] 黄红莹, 李涛, 杜红岩等. 杜仲雄花水提液治疗特应性皮炎的实验研究. 免疫学杂志, 2011, 27 (2): 119 – 120

[82] 辛晓明, 王大伟, 赵娟等. 杜仲总多糖抗肿瘤作用的实验研究. 医药导报, 2009, 28 (6): 719 – 721

[83] 尹克春, 刘淑娟, 陈力, 等. 当归颗粒对抗氯化钙引起实验性心律失常的作

用.广东医学, 2008, 29 (11): 1785－1786

[84] 肖军花, 丁丽丽, 周健, 等. 当归A3部位对心肌生理特性和动作电位的影响.中国药理学通报, 2003, 19 (9): 1066－1069

[85] 阎艳丽, 吉梅, 宋晓宇, 等. 当归芍药散对血脂异常大鼠抗氧化能力及动脉壁血管细胞粘附分子－1基因表达的影响.中国实验方剂学杂志, 2007, 13 (2): 25－28

[86] 李敏, 孙虹, 李琰, 等. 不同产地当归对血小板聚集及凝血时间活性的比较.中国中医基础医学杂志, 2003, 9 (2): 127－130

[87] 胡晶, 冯敏, 杨慧, 等. 当归多糖动员的造血干/祖细胞移植重建小鼠造血功能的研究.第三军医大学学报, 2007, 29 (23): 2236－2239

[88] 张光毅, 杜俊蓉, 旷喜, 等. 当归内酯治疗大鼠局灶性脑缺血的作用机制.华西药学杂志, 2006, 21 (2): 114－117

[89] 陈莉芬, 陶陶, 余震, 等. 阿魏酸钠对缺氧致脑血管内皮细胞 NF－k$\beta$、IkB$\alpha$ 表达的影响.第三军医大学学报, 2007, 29 (3): 228－230

[90] 肖军花, 周健, 丁丽丽, 等. 当归挥发油对子宫的双向作用及其活性部位筛选.华中科技大学学报(医学版), 2003.32 (6): 589－596

[91] 刘琳娜, 梅其炳, 尚磊, 等. 当归精油对大鼠高体子宫平滑肌收缩的影响.中成药, 2004, 26 (4): 308－311

[92] 李健蕊, 柳钟勋, 左增艳. 当归内酯对小鼠细胞免疫功能的影响.中药药理与临床, 2004, 20 (5): 13－14

[93] 陶静仪, 阮于平, 梅其炳, 等. 当归成分藁本内酯平喘作用的实验研究.药学学报, 1984, 19 (8): 561－565

[94] 刘琳娜.贾敏, 梅其炳, 等. 乙醇提取新鲜当归油的抗炎镇痛作用.中国药房, 2002, 13 (9): 526－527

[95] 窦志芳, 赵天才. 芍药甘草附子汤对佐剂型关节炎大鼠治疗作用的实验研究.中华医药学杂志, 2003, 2 (4): 5－8

[96] 赵保文.附子、川乌、草乌的炮制加工及药理作用比较.首都医药, 2000, 7 (4): 33－34

[97] 张明发, 沈雅琴. 温里药温经止痛除痹的药理研究.中国中医药信息杂志, 2000, 7 (1): 29－32

[98] 徐红萌, 姜慧卿. 附子对神经病理性疼痛大鼠的镇痛作用.中华麻醉学杂志, 2005, 25 (5): 381－384

[99] 韩公羽, 梁华清, 张卫东, 等. 四川江油附子生物碱和新的强心成分研究.天然产物研究与开发, 1997, 9 (3): 30－34

[100] 陈长勋, 金若敏, 贺劲松, 等. 采用中药血清药理研究方法观察附子对离体豚鼠左心房收缩力的影响.中国中医药科技, 1996, 3 (3): 12－14

[101] 展海霞, 彭成. 附子与干姜配伍对心衰大鼠血流动力学的影响.中药药理与临床, 2006, 22 (1): 42－44

[102] 张梅，赵剑. 附子抗心律失常有效组分研究. 时珍国医国药，2000，11 (3)：193-197

[103] 季慧芳，张陆勇，王秋娟，等. 从中草药发现的新型特异性减慢心率药关附甲素. 中国药科大学学报，1998，29 (1)：56

[104] 严桂珍，郑家铿，许少峰，等. 附子理中汤择时用药对脾阳虚家兔免疫功能的影响. 中医药学刊，2001，19 (6)：623-624

[105] 阮期平，周立，赵莉. 黄附子中性多糖和酸性蛋白多糖的分离、纯化与鉴定. 中国生化药物杂志，2000，21 (1)：20-22

[106] 盛延良，江旭东，李鸿梅. 白术、附子、肉桂合剂对老年小鼠脑细胞凋亡作用的实验研究. 中国老年学杂志，2004，24 (11)：1055-1056

[107] 张涛，白晶. 附子对老年大鼠抗氧化系统影响的实验研究. 中国老年学杂志，2001，21 (2)：135-136

[108] 田秋芬，龚传美. 附子泻心汤煎剂抗衰老药理作用的实验观察. 解放军医学高等专科学校学报，1996，24 (3)：58-59

[109] 杨庆，聂淑琴，翁小刚，等. 乌头、贝母单用及配伍应用体内、外抗肿瘤作用的实验研究. 中国实验方剂学杂志，2005，11 (4)：25-28

[110] 董兰凤，刘京生，苗智慧，等. 附子多糖对1-122和8180荷瘤小鼠的抗肿瘤作用研究. 中国中医基础医学杂志，2003，9 (9)：14-17

[111] 王米渠，严石林，李炜弘，等. 寒热性中药对SD大鼠的实验研究. 浙江中医学院学报，2002，26 (6)：43-45

[112] 阎爱荣，张宏. 附子的药理研究. 中国药物与临床，2009，8 (9)：745-747

[113] 方琴. 肉桂的研究进展. 中药新药与临床药理. 2007，18 (3)：249-252

[114] 陈一，钟正贤，黄凤娇，等. 中药肉桂的药理研究（第一报）：对血液和心血管系统的影响. 中药通报，1981，(5)：32

[115] 刘亚静，张仲. 中药肉桂的药理作用研究进展. 现代中西医结合杂志，2011，20 (23)：2989-2990

[116] 田端守. 桂皮的药理和药效. 国外医药植物药分册，1994，9 (1)：15

[117] 朱自平，张明发，沈雅琴，等. 肉桂的温中止痛药理研究. 中国中药杂志，1993，18 (9)：553-557

[118] 曾雪瑜，陈雪芬，韦宝伟，等. 肉桂提取物对免疫功能影响的研究. 广西医学，1984，6 (2)：62

[119] 胥新元，彭艳梅，彭源贵，等. 肉桂挥发油降血糖的实验研究. 中国中医药信息杂志，2001，48 (7)：21

[120] McBride Judy. Cinnamon extracts boost insulin sensity. Agricultural Research, 2000, 48 (7)：21

[121] 安福丽，张仲. 肉桂挥发性成分抑制小鼠离体子宫收缩的研究. 河北医药，2009，31 (13)：1544-1545

[122] 王涛，金戈，王淑梅，等．肉桂酸对人肺腺癌细胞诱导分化的实验研究．癌症，2009，19（8）：782-785

[123] 黄炜，黄济群，张东方，等．桂皮酸诱导 BET-7402 细胞分化的研究．实用癌症杂志，2000，15（1）：12

[124] 戴薇薇，金国琴，张学礼，等．左归丸、右归丸对老年大鼠海马糖皮质激素受体 mRNA 表达的影响．中药药理与临床，2003；19（1）：1-3

[125] 金国琴，戴薇薇，周国琪，等．补肾方药延缓老年大鼠大脑边缘系统衰老的实验研究．中国老年学杂志，2004；24：169-170

[126] 戴薇薇，金国琴，张学礼，等．左归丸、右归丸对老年大鼠海马、杏仁核氨基酸类神经递质含量变化的影响．中华中医药杂志，2005，20（7）：397-400

[127] 和喜梅，陈小让，何欣．白矾对大鼠学习记忆能力的影响．郑州大学学报（医学版），2006，41（6）：1076-1077

[128] 方学韫，鲁欣．左归饮、左归丸、右归饮、右归丸中微量元素的测定．Journal of Mathematical Medicine，1998，Vol.11（4）322-323

[129] 马威，薛莎，吴文莉，等．用血液微量元素观察右归丸治疗肾阳虚证的实验研究．微量元素与健康研究，1996，16（2）；39-41

[130] 后盾．右归丸加味对慢性重型再生障碍性贫血患者免疫学指标变化的影响．中国中医药科技，1998；5（6）；379

[131] 王蕾，樊永平，龚海洋，等．左归丸和右归丸对实验性变态反应性脑脊髓炎大鼠髓鞘及轴突再生的影响．中国实验方剂学杂志，2008，14（4）：42-45

[132] 曹奕，李明，马兆鑫，等．补肾药对老年大鼠听力影响的实验研究．中国中西医结合耳鼻喉科杂志，2004，12（3）：113-116

[133] 徐晓娟，金沈锐，秦旭华．右归丸水提液对小鼠卵巢颗粒细胞雌激素、孕酮分泌的影响及机制．四川中医，2006，24（5）：24-25

[134] 陈津岩，李志强，何赞厚，等．右归丸对肾阳虚证大鼠激素水平变化的影响．World Health Digest，2008，5（4）：44-46